Hans-Ullrich Müller

1 x 1 DER VORSORGE

Empfehlung vor und für Krisenzeiten

Michaels Vertrieb

Hans-Ullrich Müller

1 x 1
DER VORSORGE

– Empfehlung vor und für Krisenzeiten –

Michaels Vertrieb

Impressum

Hans-Ullrich Müller

1x1 der Vorsorge

82142 Planegg, Postfach 1332

3. Auflage März 2002

www.michaelsverlag.de

Email: mvv@michaelsverlag.de

Versand: Michaels Vertrieb, Ammergauerstr. 80, 86971 Peiting

Tel.: 08861/59018; Fax: 08861/67091

Layout: LayArt, Geiselsteinstr. 5, 86956 Schongau, Tel.:08861/900398

Titelgestaltung: Drei Drei Designbüro, Christian Frick,

www.dreidreidesign.de

Druck: EBNER ULM

ISBN: 3-89539-278-2

INHALTSVERZEICHNIS

A. TEXTE

B. VORSORGELISTEN

C. ANHANG

D. SCHLUSS

E. INFORMATIONEN

„... So sind wohl manche Sachen,
die wir getrost belachen,
weil unsere Augen sie nicht sehn...“

Matthias Claudius

Danke ist mehr als ein Wort

Wirklich gute Freunde habe ich erfahren, indem sie mir Zeit schenkten, gerade während der Entstehung dieses Buches.
Die medizinische Ausarbeitung wären ohne Andres, Klaus-Dieter, Wanda, Gerd, Joachim, Eva und Jewgeni in der kurzen Zeit nicht möglich gewesen. Viele liebe Freunde haben das Werden der Seiten mit guten Gedanken getragen. Ich danke Euch allen!

„Wenn Dir wirklich geholfen worden ist von einer Person, so kannst Du ihr nur auf eine einzige Art wirklich danken: indem Du anderen hilfst."

Jan A. Gita (dt. Dichter)

Liebe Leserin, lieber Leser...
... eine Bitte!

✏ Lesen Sie dieses Buch bitte Schritt für Schritt, ohne ein Kapitel zu überspringen. So haben Sie die beste Gewähr, den roten Faden in Ihre Hand zu bekommen, da manch ein Kapitel erst durch vorherige oder folgende Aussagen eine zum Verständnis notwendige Ergänzung erhält.

✏ Ich wünsche Ihnen, daß Sie durch dieses Buch Mut und Zuversicht schöpfen können, auch wenn es die Thematik nicht vermuten läßt.
Daß Sie, ich, wir alle etwas tun können sowohl auf seelisch-geistiger Ebene wie auch im Stofflichen, ist sicher. Möge der Inhalt dieses Buches Kompaß und Werkzeug für Ihr Tun sein.

Einstimmung:
„Die Erde will uns warnen“
Die Weisheit der Indianer

Die Erde will uns warnen: Wetterveränderungen, Erdbeben, Baumsterben – die Krankheitssymptome dieses lebenden Körpers namens Erde sind eigentlich für jeden sichtbar. Doch ihr wendet euch ab, ohne zu begreifen, daß ihr zu dem kranken Körper gehört. Ihr seht und hört nicht die Botschaft der Erde, aber ihr folgt den Botschaften des Fernsehens. TV ist ein Bestandteil eurer Realität geworden.

Die Houdenoshaunee (Indianerstamm) haben Prophezeiungen, und in diesen Vorhersagen ist von einer Zeit die Rede, in der weltweit die Bäume sterben. Ich triumphiere nicht, daß sich die Prophezeiungen meines Volkes erfüllen – aber sie haben sich nun einmal erfüllt, und wir müssen handeln. Der Tod des Waldes und das Verkümmern des Bodens sind weder höhere Gewalt noch ein Virus aus Übersee – ihr seid die Ursache! Der Zustand ist von Menschenhand gemacht. Die Krankheit konnte sich ausbreiten, da ihr die natürliche Bindung zu jenem Körper Erde verloren habt. Die Ureinwohner der westlichen Hemisphäre haben diese Bindung nie verloren. Sie betrachteten das Land immer als Mutter; damit war ihre Bindung die eines Kindes zu seiner Mutter. Es war eine natürliche, selbstverständliche Bindung, voll Liebe und Respekt.
Die Erde wurde von euch infiziert, und jetzt drückt ihr euch vor der Konsequenz. Euer Verhalten könnt ihr nur korrigieren, wenn ihr euer Bewußtsein ändert. Nur ein spiritueller Umgang mit der Umwelt kann die Erde und uns noch retten.

Für die Nicht-Indianer nur schwer zu begreifen ist die Tatsache, daß die Lösung der Probleme nichts mit Wirtschaft zu tun hat. Die Rückkehr zu einem spirituellen Verhältnis zur Erde läßt sich weder mit Computern noch im Labor herstellen. Seit Jahren bemühen sich die Ureinwohner der Schildkröteninsel, Europäern und den Nachkommen der europäischen Emigranten klarzumachen, daß dieses spirituelle Verhältnis zur Erde keine indianische Besonderheit ist, auch keine rätselhafte Mystik, sondern schlicht die Behandlung, nach der die Erde verlangt. Bis jetzt waren wir ziemlich erfolglos in unseren Bemühungen, denn wir wurden nicht verstanden. Ihr wißt nicht, was ein »spirituelles Verhältnis zur Erde« bedeutet. Ich weiß: Einige von euch wissen es, aber eure Gesellschaft weiß es nicht. Eure Gesellschaft ist krank: ihr fehlt es an menschlichen Eigenschaften.

John Mohawk Sotsisowah,
Seneca [1]

Einführung

In unserer polaren Welt treffen wir meist gegensätzliche, (extreme) Gesinnungen oder Meinungen an. Die Mitte, das mögliche und häufig richtige »Dritte«, wird selten bedacht oder praktiziert. Dies trifft auch auf Krisenzeiten (Naturkatastrophen, Kriege etc.) zu. So nehme ich mit dieser Empfehlungsschrift Abstand von der mancherorts geschürten Weltuntergangsstimmung, die stellenweise schon hysterische Züge trägt.

Andererseits halte ich es aber auch für angebracht, dem anderen Extrem, dem propagierten Fortschrittsglauben, entgegenzutreten. Jener Meinung also, daß weiter und weiter aus dem Vollen geschöpft werden könnte. Hier herrscht ein Verdrängungsmechanismus vor, der weitgehend durch zwei Parteien vertreten wird. Die »Einen« lehnen schon allein den Gedanken an Veränderungen, Verschlechterungen oder gar Katastrophen, Kriege etc. ab, da damit ihr Rahmen von geschaffener, materieller Sicherheit in Frage gestellt wird. Den »Zweiten« begegnen wir u. a. bei den New-Age-seeligen Menschen, die den Kopf liebevoll in den Himmel strecken und den überdeutlichen Realitäten in Politik, Wirtschaft und Natur auf Wolke 17 entschweben wollen.

Ein gangbarer Weg der/zur Mitte ist die *bewußte* Anschauung der Problematik, das *Durchschauen* der Zusammenhänge und Hintergründe. Dies ist die Basis, um gemäß der Erkenntnis dann auch *handeln* zu können! Die sprichwörtliche Vogel-Strauß-Politik und Unwissenheit sind die besten Voraussetzungen, manipuliert zu werden. *Wissen ist Macht* – und der erste Schritt aus der herrschenden Medien- und Staatsmanipulation. Wissen und Erkenntnis sind auch das machtvolle Werkzeug, der (oft nicht einmal definierbaren) schleichenden Angst und besonders der Zukunftsangst zu begegnen. Angst macht eng, Angst macht starr und bewegungsunfähig. Ohne Angst und ausgestattet mit Wissen sind wir aber nicht mehr manipulierbar! Um dies zu erreichen, gilt es, endlich hinter die Kulissen zu schauen, an seinem Bewußtsein zu arbeiten, der Wahrheit nachzuspüren, sich mit Gleichgesinnten auszutauschen und sich dem herrschenden Zeitgeist entschieden, aber ohne Gewalt entgegenzustellen. Sie können sicher sein: Im Moment des Erkennens und Verstehens hat die Angst auch in Bezug auf das Schlimmste *keine Macht mehr* über Sie! (Siehe Anhang „Hintergrundinformationen")

Was nun in den nächsten Jahren genau geschehen wird, ist offen. Ungeachtet dessen, ziehen sich die Warnungen, angefangen bei der Johannes-Apokalypse (Bibel) bis zu heutigen Sehern, wie ein roter Faden durch die Jahrhunderte: Viele Vorhersagen sprechen übereinstimmend von größten globalen Geschehnissen und Veränderungen gegen Ende des 20. Jahrhunderts.

Ältere und jüngere Seherstimmen wie z. B. von Mühlhiasl, Irlmaier, Eismeerfischer, Cayce usw. sprechen davon, daß es zu Naturkatastrophen größten Ausmaßes kommen wird.

Im Rahmen dieser globalen, geographischen Veränderungen wird in verschiedenen Vorhersagen auch von der »3-Tage-Finsternis« gesprochen. In diesen drei Tagen sollen mehr Menschen sterben, als in den beiden Weltkriegen zusammen. Als Überlebenshinweis heißt es, man solle diese drei Tage nicht aus dem Haus gehen, die Fenster verhängen und nicht hinausschauen. Sämtliche feuchten Lebensmittel werden schlecht – trockene Lebensmittel wie Getreide oder Lebensmittel in Blechbehältern seien eßbar (Irlmaier, bayr. Hellseher).

Neben den Vorhersagen, bezogen auf die globalen klimatischen wie geographischen Veränderungen (Cayce spricht vom »Verschieben der Pole«), ist auch die Rede von einem 3. Weltkrieg (oder Bürgerkriegen). Als Vorzeichen erwähnt Irlmaier (bayr. Seher):
»Alles ruft Frieden, Schalom! Da wird's passieren. Ein neuer Nahostkrieg flammt plötzlich auf, große Flottenverbände stehen sich im Mittelmeer feindlich gegenüber – die Lage ist gespannt. Aber der eigentlich zündende Funken wird im Balkan ins Pulverfaß geworfen: Ich sehe einen 'Großen' fallen, ein blutiger Dolch liegt daneben. Dann geht es Schlag auf Schlag. Massierte Truppenverbände marschieren in Belgrad von Osten her ein und rücken nach Italien vor. Gleich darauf stoßen drei gepanzerte Keile nördlich der Donau blitzartig über Westdeutschland in Richtung Rhein vor – ohne Vorwarnung. Das wird so unvermutet geschehen, daß die Bevölkerung in wilder Panik nach Westen flieht. Viele Autos werden die Straßen verstopfen – wenn sie doch zu Hause geblieben wären oder auf dem Landweg ausgewichen....«

Es wäre demnach für die Verfolgung der politischen Entwicklung bezüglich **Israelis/Arabern** oder auch im Hinblick auf das Geschehen im **Balkan** ein kurzfristiger Hinweis auf den Beginn dieses Krieges gegeben.

Edgar Cayce spricht in seinen Readings (mediale Durchsagen) davon, daß 1998/99* weltweit wesentliche Geschehnisse und Veränderungen auf der Erde vollzogen werden bzw. ihren Anfang nehmen. Dies hieße also, daß von da ab mit Ereignissen dieser Art zu rechnen ist, bzw. die Möglichkeit

---

* Angaben von Jahreszahlen stellen in der Prophetie allerdings immer einen Unsicherheitsfaktor dar, der um einige Jahre (4-7 Jahre) differieren kann – siehe die Verschiebung im Julianischen Kalender.

besteht. Denn welches Ausmaß die Geschehnisse annehmen werden, hängt ausschließlich von uns Menschen ab, indem was wir denken und ob wir »recht« handeln, im Sinne »der Wahrheit begegnen zu wollen«.

Zum besseren Verständnis der Prophetie lese man auch Matthäus 24 - 25, Lukas 21, das Buch Daniel und Hesekiel 37 - 38. Die ganze biblische Geschichte weist auf die jetzige Zeit der Welterlösung hin, so wie Jesus sagte: »... wie am Ende dieses Zeitalters« (nicht »am Ende der Welt«, wie es in der King-James-Bibelübersetzung und bei Luther fälschlicherweise heißt). Vergleichen können Sie auch mit P. O. Hesse's *Der Jüngste Tag und Nahe an 2000 Jahre* von Victor Mohr, beide im Ventla-Verlag, Wiesbaden-Schierstein, Postfach 17 185, erschienen.

Unabhängig jedoch von den Vorhersagen müßte es jedem immer klarer werden, daß die Menschheit vor umwälzenden Veränderungen steht. Die in einem ungeheuren Maß zunehmende Orientierungs- und Sinnlosigkeit im Leben, der Verlust jeglicher innerer Werte – geboren aus dem Wahn der »Machbarkeit«, dem Wahn mit unserem gerade erwachenden Bewußtsein, unserer in Säuglingsschuhen steckenden Fähigkeit des Denkens, die noch nicht in der Lage ist, das Leben in seiner Gesamtheit zu erfassen – führt zu einer immer tieferen, inneren Unzufriedenheit und Leere im Leben.

Da die bestehenden, gültigen Werte und Maßstäbe jedoch keine Lösung bieten können, gehen somit die meisten Menschen – eingebunden in die Ordnung unserer Zeit, ohnmächtig und ohne sichtbaren Ausweg in ihrer Unzufriedenheit und Leere – ihren Weg weiter. Dies bedeutet, daß weltweit sich Energien der Unzufriedenheit, Energien des »so geht's nicht mehr« immer mehr anstauen, der Kopf keinen Ausweg findet – und somit die innere Bereitschaft zu Veränderung und Befreiung über Zerstörung zwangsläufig wird. Es bedeutet, daß die Gier des Menschen als Kompensation der inneren Leere letztlich in ihrer Sinnlosigkeit zur Selbstzerstörung führt.

Gleichzeitig beginnt sich – seit wenigen Jahrzehnten – ein völlig neuer, bisher nicht da gewesener, geistiger Samen zu entfalten. Eine Bewußtseinserweiterung beginnt sich zu entwickeln, die ihren Ausdruck z. B. in der anthroposophischen Bewegung, hervorgerufen durch Rudolf Steiner, findet. Der Beginn einer Geisteswissenschaft, die bemüht ist, das Leben in seiner Gesamtheit zu erfassen. Oder die Entwicklung, die durch C. G. Jung ausgelöst wurde, die Bewußtwerdung, daß es Bereiche gibt, die im Menschen wirken, ohne daß sie unmittelbar vom Bewußtsein erfaßbar sind. Das heißt, der Mensch beginnt zu ahnen, daß es weit mehr und tiefere Quellen des Lebens gibt, als ihm bisher vorstellbar, denkbar war. Die Menschheit ist am

Beginn eines Weges, der die inneren Quellen sucht – in einer Zeit, in der die äußere Orientierung, die äußere Ergreifung der Welt bis zum Exzeß gegangen wurde und sich für die Sinnerfüllung des Lebens als ungenügend erweist.
Kennen Sie es nicht, daß Sie einen Weg gehen, von dem Sie spüren, daß er nicht stimmt – vielleicht wissen Sie sogar, wie er stimmen könnte, wie es anders, besser sein könnte. Aber Sie wissen nicht, wie Sie die Veränderung vollziehen sollen, sich aus den Verstrickungen des Lebens zu befreien. So gehen Sie den Weg weiter und weiter mit innerer, bewußter oder verdrängter Unzufriedenheit, bis es dann – als Schicksal – zur Lösung, zum Verlassen des Weges kommt. Sei es durch Krankheit, Unfall oder wie auch immer die Gesichter des Schicksals aussehen.
Genau dies ist der Vorgang, der sich zur Zeit in der Entwicklung der Menschheit abspielt.
Die Zeichen der Natur, die (gemachten) politischen und wirtschaftlichen Wirren und besonders die Respektlosigkeit und damit Gottlosigkeit vor Mensch, Tier und Nahrungsmitteln, sind ein ausreichender Indikator wo wir stehen. Was wir zugelassen haben und weiterhin zulassen, provoziert die Folgen! Egal, welches Ausmaß die globalen Veränderungen haben werden, hier liegt die Chance, *für* und *mit* anderen Menschen zu wirken, gemeinschaftlich zu denken und zu handeln.

Zuversichtliches: Die Vorhersagen sprechen auch davon, daß nach der Katastrophe (3. Weltkrieg) eine glückliche Zeit kommen wird, eine Zeit des Friedens* und der Suche des Menschen nach seinem Ursprung und Sinn, der Suche nach Gott.
So entstand diese Schrift auch nicht, um Angst und Panikmache noch weiter zu schüren. Vielmehr möge sie Anstoß sein, sich über Hintergründe und Zusammenhänge zu informieren und sich im Rahmen der Möglichkeiten und Gegebenheiten vorzubereiten. Was immer auch auf uns und jeden einzelnen zukommen mag: Diese empfohlenen Vorsorgemaßnahmen mögen dazu beitragen, Leid und Not zu lindern, nicht nur für sich selbst, sondern und gerade auch für den Nächsten, ganz im Sinne des Christus-Wortes:

»Was Du dem Geringsten meiner Brüder tust, das hast Du mir getan!«

---

* Diese Zeit hat aber sehr wahrscheinlich nichts mit dem 1000jährigen Friedensreich zu tun, was eine menschliche Interpretation des 20. Kapitels der „geheimen Offenbarung“ ist. (Fachbegriff Chiliasmus)

Hinweis zur Handhabung

Bei der recht umfangreichen Auflistung wird von unterschiedlichen Gesichtspunkten ausgegangen, die nicht für alle Leser dieser Empfehlungen im vollen Umfang durchführbar sind. Außerdem ist diese Empfehlungsschrift so konzipiert, daß sie auch in »normalen« Zeiten von dem Angebot an Informationen profitieren können.
Nehmen Sie sich Zeit bei der Auswahl der für Sie wichtigsten Punkte, und markieren Sie diese mit einem Leuchtmarker. Bedenken Sie bitte trotzdem, daß die eine oder andere Ihnen im Moment unsinnig erscheinende Empfehlung doch recht nützlich, unter Umständen sogar lebensrettend sein kann. Nämlich dann, wenn durch eine Naturkatastrophe oder einen kriegerischen Einfluß doch Unvorhergesehenes oder Unerwartetes eintritt.
Machen Sie sich auch mit scheinbar banalen Tips oder Hinweisen vertraut, da wir Menschen in Extremsituationen leicht in Panik geraten können und dann selbst einfachste und logische Verhaltensmaßregeln vergessen. Hier gilt vor allem: Bewahren Sie Ruhe! Und halten Sie es mit Laotse: »Sei immer in Eile, außer wenn Du in Eile bist!«

Zum Geleit

„5 vor 12"
zeigt nicht den Ablauf der
Weltuhr, sondern deutet
auf den Beginn einer
„neuen Stunde"!

Die Anhäufung und Verdichtung der weltweiten Probleme und Katastrophen und besonders die wachsende seelische Orientierungslosigkeit sind deutliche Zeichen für die Geburtswehen einer neuen Welt.
Wenn etwas geboren wird, so ist damit eben auch anfängliches Chaos verbunden. Es bedeutet Aufbruch, Neubeginn, Neuorientierung, Ordnung machen, loslassen können. Es geht bei der Geburt auch darum, Schmerz auszuhalten, um damit die Verbindung und das Verstehen zu dem „Geborenen" zu gewinnen, egal ob es ein Kind ist oder ob es sich um etwas Neues handelt, daß in die Welt kommt.
Leider ist der Drang zur Betäubung sowohl in den Kreissälen wie in der Bevölkerung groß. Schmerzen zu ertragen ist unangenehm, dafür ist keine Zeit. Vom Arzt wird ein Schmerzmittel gefordert, anstatt nach der Ursache, dem möglichen falschen Lebensmuster zu fragen, auf das uns der Schmerz

aufmerksam machen will. – Was für die werdende Mutter gilt, gilt auch für den Menschen in dieser Zeit. Je entspannter der Mensch ist, je tiefer er durchatmet, den Fluß des Lebens akzeptiert, umso leichter schneller und schmerzfreier verläuft die Geburt. Schmerzen auszuweichen, an Altem übermäßig festzuhalten, sind Zeichen der Angst vor der Vergänglichkeit (siehe auch Kapitel über den Tod.)
Wenn heute in Verbindung mit den zu erwartenden Umwälzungen auf der Erde von Apokalypse gesprochen wird, steht im Hintergrund schnell das Schreckgespenst des Weltunterganges. Diese Sichtweise bevorteilt Angst und damit die Tendenz, das Thema ganz zu verdrängen. Eine Richtigstellung ist hier wichtig. Apokalypse (griechisch) heißt „Offenbarung".
Dem Menschen kann schon zu Lebzeiten etwas **offen-bar** werden, etwas **ein-leuchten** oder klarwerden. Dann stirbt etwas Altes. Wenn erkannt wird, warum die Krankheit, jene schwierige Ehe, der Unfall, das Schicksal überhaupt notwendig (die Not wenden) war, was es zu erkennen gab, demjenigen hat sich etwas offenbart.
Die Offenbarung auf dem Sterbebett zeigt noch einmal den gegangenen Lebensweg und die Erkenntnisse und Konsequenzen daraus. Ich bin auch der festen Überzeugung, daß Jesus Christus uns dann etwas offenbaren wird, für das wir durch unseren gegangenen Weg und den durchlebten Sterbeprozeß reif geworden sind.

So hat eben jeder Mensch zu Lebzeiten oder zum Zeitpunkt seines Todes seine ureigenste(n), persönliche(n) Apokalypse(n), seine Offenbarung(en). Wenn von Apokalypse in dieser Zeit gesprochen wird, so ist dies „nur" eine Anhäufung von Bewußtwerdungsprozessen oder Sterbefällen, die unweigerlich durch die globalen Umstände, wie Krieg und Katastrophen, in einem kurzen Zeitrahmen verdichtet werden. Wir dürfen trotzdem darauf vertrauen, aber auch unseren Teil dazu beitragen, daß es sich letztendlich zum Guten wendet, was in dem Wort **Europa** schon beinhaltet ist. Eu-ropa bedeutet, vom griechischen Stamm abgeleitet, der „Gute Wendepunkt". (Allerdings nicht im Sinne von EG-Maastricht).

Auch wenn die Welt momentan vielen Menschen hoffnungslos und dunkel erscheint, was durch die Medien (mehr als 90 % Negativinformationen) geradezu provoziert wird, so ist diese Darstellung sehr einseitig. Es ist wichtig, uns immer wieder vor Augen zu führen, daß in unserer polaren Welt die Finsternis der andere Pol des Lichtes ist. Das heißt nicht – wie es heute oftmals verstanden wird – das Böse oder das Dunkel gewähren zu lassen. Die Dunkelheit ist die Aufforderung, daß wir nach dem Licht und dadurch nach Gott suchen. Wo Licht hinkommt muß die Dunkelheit weichen, aber der einzelne Mensch muß es anzünden und es der Erde und seinen Mitmen-

schen und sich selbst schenken. Er ist aufgerufen, das Licht und die Liebe in sich zu vollziehen, eine Transformation, indem er seine negativen Emotionen, seine negativen Gedanken und Worte umwandelt in Verstehen und Verständnis des Mitmenschen, der Welt, der Natur und vor allem seiner Selbst. Dies ist der menschliche Auftrag, Ziel und Zweck unseres Lebens.
Deswegen spielt neben der materiellen Vorsorge auch die geistige und seelische Vorbereitung eine so wichtige Rolle, ja sie ist vorrangig. An dieser Stelle füge ich noch Eberhard Kohlers gute Worte ein, der schon vor einigen Jahren sein Vorsorgeblatt wie folgt eingeleitet hat;
ebenso wie eine Aussage von H. J. Andersen.

„Wer sein Leben erhalten will, der wird's verlieren. Wer es aber hingibt um meinetwillen, der wird's erhalten:" (Jesus Christus, Matth. 10 Vers 39)

Wer in Angst und Sorge um sein Leben, seine Gesundheit oder sein Wohlergehen Sicherheit zu schaffen versucht, wird erleben müssen, daß ihm alle diese vermeintlichen Sicherheiten zerschlagen werden – schicksalhaft. Er selbst wird notleidender und hilfebedürftiger werden als jeder andere, der nicht an solche Maßnahmen gedacht hatte.
Wer aber sein eigenes Leben, Hab und Gut im liebevollen Dienst an den Mitmenschen einzusetzen – und nötigenfalls zu opfern – bereit ist, der wird nichts verlieren, sondern vieles dazugewinnen können.
Das ist ein Naturgesetz.
Deshalb sollen diese Blätter denen eine Hilfe und Handreichung sein, die sich selbst, ihre Kraft, ihre Zeit und ihr Vermögen der Not ihrer Mitmenschen widmen und weihen möchten. Ihnen werden sie Segen bringen. Ihnen ist Angst fremd, denn wer alles im Dienst der Liebe hinzugeben bereit ist, hat keinerlei Angst, mehr, etwas verlieren zu können. Er hat sich in Gedanken davon bereits gelöst. Wer aber Angst und bange Sorge verspürt, tut gut daran, seine Motive zu ergründen und zu ändern: Egoismen entlarven und den Gott, der in Jesus Mensch wurde, um ein liebevolleres Herz bitten. Das allein wird ihm weiterhelfen.

In diesem Sinne wollen diese Blätter und die hier beschriebenen Maßnahmen verstanden sein. Mögen sie viel Segen bringen!"

Eberhard Kohler

„Die Zukunftsangst überwinden

Wir widersprechen der Auffassung, daß man von vorausgesagten Katastrophen nicht reden soll, weil dadurch nur Ängste geschürt und negative Erfüllungszwänge hervorgerufen würden. Aus psychologischer Sicht sind wir vielmehr davon überzeugt, daß die Überwindung der Zukunftsangst eine wesentliche Aufgabe unserer Zeit ist, indem wir die Notwendigkeit einer „Reinigung" unseres Planeten anerkennen und dieser Angst unser Vertrauen auf eine Zukunft mit Jesus Christus und seinen Helfern vieler Dimensionen entgegensetzen."

H. J. Andersen

So schlimm wird's schon nicht, oder?

Diese hoffende Frage begegnet mir immer wieder.
Was genau passieren wird und wann, weiß niemand. Christus sagt darüber (sinngemäß): „Den Tag und die Stunde kennt nur der Vater." Wir können zwar auf Grund der weltweiten Ereignisse, verglichen mit den Prophezeiungen, den Zeitraum eingrenzen, aber nicht vorhersagen. Außerdem wurden in den letzten 20 Jahren falsche Interpretationen verbreitet. Angeblich gesicherte Datumsangaben von globalen Katastrophen, die dann zu diesem Zeitpunkt und in der angekündigten Form dann doch nicht eintrafen, haben der wichtigen Aufgabe der Prophetie sehr geschadet; sie erschien unglaubwürdig.
Dabei wird nun leicht übersehen, daß die apokalyptische Prophetie einen Doppelcharakter hat. Sie ist Voraussage, die als Warnung an die Menschen erkannt werden will. Bewirkt die Warnung eine Umkehr, so ist die Erfüllung der Voraussage unnötig geworden. Die Prophetie zeigt aber nicht nur eine Zukunft, die verändert werden kann, sondern die verändert werden soll!!! Was sich nun weltweit abzeichnet deutet leider nicht darauf hin, daß die Kräfte zur Umkehr (Gebete, Selbsterkenntnis, Einstellungsänderung, Liebe usw.) ausgereicht haben, um die Prophezeiungen abzuwenden. In welchem Umfang sie eintreten, bleibt offen. Dies ist mit einem Schnellzug zu vergleichen, der bei 120 km/h z. B. eine Bremsstrecke von ca. 800 m hat, aber erst bei 600 m vor dem Hindernis zu bremsen begonnen hat. Der Aufprall ist wohl kaum mehr zu verhindern. Abgemildert werden kann die Kollision, das kommende Geschehen, je mehr Menschen doch noch sozusagen bremsen helfen.
Gegner von Prophetien bzw. deren Verbreitung sprechen von der Gefahr der sich selbsterfüllenden Prophezeiungen, da die Kraft der Gedanken das Eintreten der Prophezeiungen geradezu provoziere. Es ist richtig, daß unsere gedankliche Energie dorthin fließt, wo unsere Aufmerksamkeit ist und dort auch

etwas bewirkt. Und genau hier wird der falsche Ansatz gemacht. Wo sind denn unsere Gedanken bzw. wodurch werden sie beeinflußt? Durch die ständige Berieselung mit Katastrophen, (Selbst-) Morden, Unfällen, Kriegsgreuel, Pleiten, Arbeitslosigkeit usw. haben Zeitungen, das Fernsehen und der Rundfunk einen fatalen Einfluß auf unsere Gedankenwelt. Als Beispiel seien hier nur die Radionachrichten genannt, die mittlerweile zu bestimmten Tageszeiten viermal pro Stunde gebracht werden. Es ist wie beim Lernen, je öfter man es hört (oder sieht), um so mehr prägt es sich ein. Und so lernt unser Unterbewußtsein brav Negatives und Angstmachendes, oder sind Ihnen Nachrichten bekannt mit mehr als einer wirklichen positiven Meldung, wenn überhaupt? Was nun unser Unterbewußtsein gelernt hat, prägt unser Denken und Handeln.

Unsere heutige weltweit angespannte Lage ist ja u. a. das Ergebnis von schlechten Gedanken, negativen Emotionen, von Haß, Neid, Gier, Konkurrenz, Eifersucht und der Unfähigkeit zu vergeben. Und genau dieses Gedankengut wird immer mehr verstärkt, solange wir die Wirkungsweise dieser maskierten Beeinflussung nicht durchschauen. Was wir nicht erkennen, können wir nicht steuern, aber es steuert uns.

Ist es da nicht besser, sich mit den anfänglich vielleicht aufrüttelnden bis schockierenden Prophezeiungen und den Hintergründen unserer gesellschaftlichen Zustände zu befassen? (Ingeborg Bachmann: *„Die Wahrheit ist den Menschen zumutbar."*) Was wir durchdenken, durchschauen und begreifen, erst daraus kann dann eine Änderung unserer Gedankenwelt hin zum Gutartigen, Liebevollen und Achtsamen vollzogen werden. So entgehen wir der Manipulation und kommen zum bewußten Handeln. Damit werfen wir Balast ab, und der Zug läßt sich noch mehr abbremsen.

Was den Zeitpunkt betrifft, wann die Eskalation der Geschehnisse sich ereignen könnte, so sollten, wie schon erwähnt, die Jahre 98/99 sehr kritisch sein. Auch wenn sich im mitteleuropäischen Raum bis jetzt *„noch"* nichts gravierendes im *„Außen"* getan hat (unter der Oberfläche brodelt es ja heftig), so heißt das nicht, daß die Prophezeiungen falsch sind. Es darf nicht um die Fixierung auf ein Datum gehen, auch wenn die Wahrscheinlichkeit eines zeitlichen Rahmens zunimmt. Wozu braucht es ein Datum, wenn man nur Augen und Ohren aufzumachen braucht, um zu sehen und zu hören, daß die ganze Welt um Hilfe schreit. Datumsangaben sind die Prüfsteine der Propheten an uns, ob es uns um die Sache geht oder um ein Datum, das wir hinter uns bringen wollen. Die bestehenden und sich entwickelnden Gefahren lassen sich nicht mehr aussitzen. Es geht um eine anhaltende Kehrtwendung um Schadenbegrenzung/ -vermeidung noch zu ermöglichen. Ein Lichtblick ist, daß die Zahl der erkennenden Menschen ständig wächst, und es kann noch einiges abgewendet werden. Es liegt an uns, ob wir stark genug sind, den neu gewählten Weg weiterzugehen, den Weg zu einer menschen- und seelengerechten Denkweise! (Laut dem entschlüsselten Maja-Kalender ist bis 2012 eine wesentliche Neuorientierung im Gange.)

Was ist, wenn die Prophezeiungen nicht eintreten?

Eine durchaus bedenkenswerte und berechtigte Überlegung: „Was ist mit den ganzen Vorbereitungen, wenn die Prophezeiungen doch nicht eintreten? Dann ist doch alles umsonst gewesen?“
Meine Antwort ist stets: „Was passiert, wenn das Szenario eintritt und wir sind nicht vorbereitet?“ Wäre es sicher, daß die Katastrophe(n) eintritt, tja dann würde „ein jeder Vorbereitungen für 'seine' Rettung treffen, aber nur dann?“! Das wäre einfach.
Hinter dieser „wenn nicht“-Einstellung verstecken sich außer allerlei Ängsten auch die Tendenz des Menschen, sich den Folgen seines „Tuns“ entziehen zu wollen. Das Schicksal oder Karma läßt aber nicht mit sich handeln – etwa nach dem Motto: „Was muß ich denn als Allermindestes tun, damit die Folgen aus meinen falschen Handlungen gegen Welt, Mitmensch, Tier und gegen mich selbst ausbleiben?“

Das gleicht so mancher großzügigen (Kirchen-) Spende, und danach geht alles im alten Trott weiter.
Das Gesetz von Ursache und Wirkung erwartet von uns den ganzen überzeugten Einsatz, ohne das wir das Ergebnis kennen. Wir werden an unseren Taten gemessen, nicht an unseren Ideen. Oder ist Ihnen ein Fall bekannt, in dem der Schüler vor der Klassenarbeit mit dem Lehrer um die Note feilschen konnte? So ist es auch mit der Vorbereitung. Allein schon die ehrliche Auseinandersetzung mit diesem Thema birgt die große Möglichkeit, für sich und andere etwas zu ändern, etwas Positives zu bewirken.
Im Vordergrund der Vorbereitung steht ein Wertewandel und die Wiederentdeckung von Lebensordnung sowie die Wandlung der geistigen Einstellung hin zum Gemeinschaftlichen, zum Bewahrenden des Lebens. Es ist eine Herausforderung des Einzelnen, inwieweit er bereit ist, ein Umdenken in seiner bisherigen Lebensgestaltung vorzunehmen. Den Konsum in jeder Form als Lebensinhalt festzuschreiben, sich dem Partner zu entziehen oder Kinder vor dem Fernseher zu entsorgen, sind nur einige Beispiele von Verdrängung. Wollen wir im „Außen“ aber etwas verändern, so ist unser „menschliches Einlassen“ notwendig, auch wenn es schwierig ist. Zuhören, Geduld, Nähe, Verletzbarkeit, Mitgefühl, Hoffnung, Wille, Tatkraft, Ausdauer, Achtung und Liebe sind lauter große Bremsfallschirme, welche den „Zug vor dem Hindernis“ noch abbremsen helfen.

Jeder Einzelne ist wichtig!

Genauso wie es Menschen gibt, die sich selbst sehr wichtig nehmen, gibt es genug Menschen, die sich eher als unwichtig, hilflos oder unbedeutend empfinden. Was kann ich schon tun... hört man sie sagen.
Es braucht jeden. Leider gibt es eine weit verbreitete Denkweise: „Die Schneeflocke fühlt sich an der Lawine immer unschuldig." Jacob Fichte dagegen sagte: „Handeln sollst du, als hinge das Wohl des ganzen Volkes allein ab von Dir! Der letzte Tropfen läßt das Glas überlaufen. Dieser Tropfen wäre ohne die anderen wirkungslos."

Dazu noch eine afrikanische Weisheit. „Viele kleine Leute, die in vielen kleinen Orten, viele kleine Dinge tun, können das Gesicht der Welt verändern!" – „Denn Alles hängt mit Allem zusammen." **Seien Sie sich bewußt:** Jeder ist berufen, etwas zu tun oder zu sein, wozu kein anderer berufen ist und dies auch kein anderer so gut kann. Welche Fähigkeiten uns in die Wiege gelegt wurden, ist nicht entscheidend, sondern was wir daraus machen. Wir werden als Originale geboren, und jeder entscheidet für sich, ob er als Original oder als Kopie diese Welt wieder verläßt.

Zivilcourage und Verantwortung

„Je mehr Bürger
mit Zivilcourage ein
Land hat, desto weniger
Helden wird es einmal
brauchen!"

Franca Magnani

Jeder hat das Recht auf Leben und körperliche Unversehrtheit. Die Freiheit der Person ist unverletzlich. In diese Rechte darf nur auf Grund eines Gesetzes eingegriffen werden (Deutsches Grundgesetz Artikel 2 Absatz 2).

Dazu folgende Schlagzeilen aus der Münchner Abendzeitung!
...vom 13.11.96: *„Deutsche* ***müssen*** *Gen-Nahrung schlucken (Nestlé Chef)... obwohl die meisten es nicht wollen und sogar Angst vor dem Zeug haben. In Maggi, Cornflakes und sogar in Babynahrung".*
(Österreich hat übrigens Gen-Mais verweigert.)

...vom 20.11.96: *„Bonn will Menschenversuche erlauben, sowohl an alten wie behinderten Menschen, auch ohne Einwilligung des Patienten bzw. deren Angehörigen! Das sieht die Bio-Ethik-Konvention des Europarates vor.“* Welch schöne Wortekonstruktion. Bio-Ethik klingt doch sehr positiv und menschenfreundlich. Soll es etwas kaschieren?

Ja, der Widerwillen der Bevölkerung bezüglich solchen Vorhaben ist da und auch spürbar, aber was passiert? Nicht viel! Es gibt scheinbar Wichtigeres. Effektive Handlungen bleiben aus. Was hat dies nun mit Vorsorge zu tun? Unsere Handlungen wirken in die Zukunft, ja, sie erschaffen sie, und unsere Handlungen fallen immer auf uns zurück. Wir sind aber nicht nur für das Verantwortlich, was wir **tun,** sondern auch für das, was wir **nicht tun!** Karma (Sanskrit) heißt übersetzt „das Tun“! Das Karma ist eine nie abweichende und nie sich irrende Tendenz des Universums, das Gleichgewicht wieder herzustellen, und es wirkt fortwährend. Das Karma belohnt nicht und straft nicht, es präsentiert uns „nur“ die Auswirkungen unseres unrechten Tuns und unserer Unterlassungen, um daraus zu lernen und es besser zu machen. Wir sind für die Zukunft mit verantwortlich und werden nach dem Prinzip von **Ursache und Wirkung** bei den Schwierigkeiten wieder mithelfen dürfen, sie zu bereinigen, die durch unser Nichttun, Nichteingreifen, unsere Teilnahmslosigkeit, unsere Lügen oder gar durch unsere Bequemlichkeit entstanden sind. Dies ist ein universelles, göttliches Naturgesetz. Bedenken wir die Ursachen, die wir setzen, auch im Kleinen, so brauchen wir nicht zu fragen, warum Gott „Das“ zuläßt. Wir schauen alle mehr oder weniger gerne weg, wenn uns etwas nicht direkt betrifft, ohne richtig zu realisieren, daß der Angriff auf gemeinschaftliche, menschliche und seelische Werte auch den Einzelnen treffen wird, so er sich nicht zuständig fühlte.

Dazu noch einige Beispiele die uns alle angehen:

- Raub und Körperverletzung in der Fußgängerzone – Hunderte verweigern ihre Hilfe.
- Seelische Verwahrlosung unserer Kinder durch Medien Subkultur, Gewalt im Fernsehen, Horror-Videos und Spiele, Pornographie, Drogen.
- Unwürdige und grausame Behandlung von Tieren in Zuchtanlagen, Schlachthäusern oder Versuchsanstalten.
- Ausufernde Abtreibungspraktiken (industrielle Verwertung der Embryonen für Kosmetikas und Pharmazeutikas)
- Geldverschwendung: Seit 1996 laufend über 60 Milliarden DM Steuergelder (ca. 34 Mrd. Euro in 2001) nutzlos und unrevidierbar verschleudert (laut Schwarzbuch). Solche Summen richtig verwaltet und eine Neuverschuldung sowie einige Löcher in der Sozialkasse würden wesentlich kleiner ausfallen. Die Menschen an der Basis (z. B. Kassiererin) haften für jeden Pfennig, der in der Kasse fehlt, das muß auch für die Volksvertreter gelten.

Es wäre zu einfach, die ganze Schuld den Politikern zuzuweisen. „Ein Volk hat die Politiker, die es verdient! Wir haben zu lange zugelassen, das die vom Volk übertragene Verantwortung sich in den politischen Händen verselbständigt hat. Dazu Prof. Dr. Karl Schachtschneider, Ordinarius für Öffentliches Recht an der Universität Nürnberg, der sich zu Europarecht und Maastricht wie folgt äußerte (SZ vom 25.11.92): „Politik ist Sache jeden Bürgers, nicht Privileg einer classa politica, die sich als plurale Parteienoligarchie mit mancherlei Machiavellismen* an der Macht hält und sich zu einer Obrigkeit emanzipiert hat, die nicht mehr bereit ist, in existenziellen Fragen das Volk entscheiden zu lassen."

Es ist unsere Aufgabe, unsere Volksvertreter wieder in die Verantwortung zu nehmen. Wer ist denn aber verantwortlich? Das ist in unserer Politszene kaum mehr nachvollziehbar. Der **Schwarze Peter** wird hin und hergeschoben, Entscheidungen hinausgezögert und Diskussionen, Debatten und Schuldzuweisungen sind Usus. Es ist kein Wunder, daß sich bei solcher Verschleppungs-**"taktik"** die meisten Bürger genervt oder gelangweilt abwenden. Wir erleben ein politisches Hollywood. Da werden auf der politischen Bühne Storchentänze aufgeführt, Dampfplaudern wird als politische Kunst verkauft und wir, die Zuschauer, folgen dem Spektakel, manch einer ahnend, daß hinter den Kulissen die falschen Fäden gezogen werden. Wer A sagt, muß nicht B sagen, wenn er erkannt hat, daß A falsch war (Berthold Brecht), gerade wenn es um die Kontrolle politischer Machtausübung geht. Deutsche waren zu lange Befehlsempfänger (ob früher oder heute) ohne sich der Tragweite von Obrigkeitshörigkeit bewußt zu sein. Sicher ist es bequem, sich um nichts kümmern zu müssen. Wer sich zu wenig kümmert, hat aber irgendwann umso mehr aufzuräumen, das ist wie mit schmutzigem Geschirr, das zu lange liegen bleibt. Dies gilt es zu ändern. „Der Mensch steht vor dem Staat", definierte schon Perikles. Es bedarf den Einsatz von immer mehr zivilcouragierten Menschen. Prof. Kurt Singer schreibt in seinem Buch „Zivilcourage wagen" dazu:

„Wer Zivilcourage zeigt, »greift« die herrschenden Verhältnisse an. Er muß sich darauf einstellen, daß das poltitische System aggressiv zurückschlägt; denn kritische Bürger treffen die Obrigkeit an empfindlichen Punkten. Zwar praktizieren Menschen mit Zivilcourage eine elementare demokratische Tugend, aber das heißt nicht, daß der Widerspruch von den demokratischen Machtausübern erwünscht ist.

Innerhalb von Behörden, in Ministerien und anderen Machtapparaten, in Institutionen wie Schule, Rundfunk, Stadtverwaltung oder im Arbeitsleben sind überwiegend Anpassung und Unterordnung erwünscht. Vor einer konflikthaften Bürgereinmischung müssen wir uns deshalb damit befassen,

* Wirtschaftliche und politische Machtausweitung werden über moralische und ethische Grundwerte des Menschen gestellt.

ob wir die »Rückwelle« überleben können, die unser Widerspruch auslöst. Mit »Überleben« ist gemeint, den Unbilden standzuhalten, die durch zivilen Mut auf den einzelnen zukommen: von gewissen Gruppen gemieden, gekränkt oder angegriffen, in bestimmten Situationen benachteiligt zu werden.
Wenn Thea Bauriedl schreibt, wir müßten die Strafen des Systems »überleben«, dann meint sie damit nicht nur »aushalten«: »Mit Überleben meine ich: durch die Rückwelle nicht angesteckt zu werden von Gewalttätigkeit im Bewußtsein, in der Sprache und im Handeln. Nur wenn man die Rückwelle in diesem gewaltfreien Sinn überlebt, wird das System wirklich in Frage gestellt und hat dadurch eine Chance, sich zu verändern. Kommt durch die Inhalte, die Art und den Zeitpunkt des Widerspruchs kein Dialog zustande, dann geht der Widerspruch unter.«
Sich nicht von der Aggressivität anstecken zu lassen, hat noch einen anderen Vorzug: Wer von dem Wunsch erfüllt ist, auf Aggressivität nicht mit Gegenaggressivität zu reagieren, mildert die eigene Angst. Denn die gewaltlose Reaktion auf aggressive Angriffe oder Beschimpfungen verhindert, daß sich die Auseinandersetzung destruktiv verschärft. Es besteht eine Chance, durch gewaltfreies Verhalten nicht nur sich selbst, sondern auch den Angreifer zu mäßigen. Auf jeden Fall macht es die gewaltlose Antwort leichter, in der Beziehung zu bleiben. Falls der Konfliktgegner auf die gewaltfreie Reaktion aber doch gewalttätig reagiert, bleibt die eigene Einstellung davon unberührt; denn ich habe nur zu verantworten, wie ich selbst handele.
Der Versuch, Konflikte gewaltfrei zu regeln, bedeutet nicht, Aggression zu unterdrücken. Gefühle von Empörung und Zorn sind so notwendig wie die Angst. Nur wenn wir die Wut annehmen, können die damit verknüpften Konflikte ausgetragen werden. Nicht ausgetragene Konflikte führen zu Dauerspannung, Isolation und Destruktion. Deshalb sind aggressive Regungen wie Wut, Abscheu und Entsetzen, zuzulassen und konstruktiv zu machen:

- durch ein An-greifen, das nicht persönlich verletzt,
- durch Streit, der die Beziehung nicht abbrechen läßt,
- durch Argumentation, die in die Sachverhalte eindringt,
- durch Veränderungsvorschläge, die ein neues Handeln aufzeigen,
- durch persönliches Verändern kritisierter Zustände an den Stellen, an denen der einzelne die Chance dazu hat.

Gewaltfreiheit besteht nicht in Affektfreiheit, sondern in fairer Auseinandersetzung: Andere werden nicht diffamiert, gewalttätig behandelt oder verletzt.“

Und weiter: „Zivilcourage, verstanden als 'Widerstandsrecht der kleinen Münze' (Artur Kaufmann), ist keine Sache der Gewalt, auch nicht der lauten Agitation, sondern eine Sache des Geistes, eine staatsbürgerliche Haltung in vielfacher Schattierung:

- Mißtrauen gegenüber den Mächtigen,
- Mut zur offenen Kritik,
- Demaskierung von Übelständen,
- Neinsagen zum Unrecht, auch und gerade, wenn es 'von oben' kommt oder die 'herrschende Meinung' ist,
- Nichtmitmachen an als unheilvoll erkannten Aktionen, wiewohl man sich dadurch Sympathien verscherzen mag.

Thomas von Aquin nennt unter den zwei Arten von Tapferkeit als erstes das Standhalten und dann erst das Angreifen. Denn nicht was am schwersten ist, macht die menschliche Tugend aus, sondern was der Verwirklichung des Guten am besten dient.
Durch die gewaltfreie Haltung drücken wir aus: Unser Lebensprinzip ist nicht Stärke, Überlegenheit und Herrschen. **Falls wir nicht mit dem Siegen über Mensch und Natur aufhören, siegen wir uns zu Tode.** Logisches Lebensprinzip ist vielmehr Verständigung, Zusammenarbeit, Versöhnung, Schonung, Angstbearbeitung, vernunftgeleitete Solidarität." (2)
Prof. Kurt Singer zeigt in seinem Buch konstruktive Möglichkeiten auf, wie und was wir verändern können, ja ich denke, verändern müssen, bevor sich wieder Aggressionen und Gewalt entwickeln, die nicht mehr zu kontrollieren sind.

Kaiser Napolen I bemerkte dazu schon über Deutsche Eigenart:

> „Es gibt kein gutmütigeres, aber auch kein leichtgläubigeres Volk als das deutsche. Zwiespalt brauchte ich unter ihnen nur zu säen. Ich brauchte nur meine Netze auszuspannen, dann liefen sie wie scheues Wild hinein. Untereinander haben sie sich gewürgt, und sie meinen, damit ihre Pflicht zu tun. Törichter ist kein anderes Volk auf der Erde. Keine Lüge kann grob genug ersonnen sein, die Deutschen glauben sie. Um eine Parole, die man ihnen gibt, verfolgen sie ihre Landsleute mit größerer Erbitterung als ihre wirklichen Feinde."

Gemeinschaft

Der einzelne Mensch ist heute und in Zukunft sogar noch mehr relativ machtlos. Erst die Gemeinschaft macht es möglich, gegen Machtübergriffe aus nahezu allen Bereichen zu bestehen und das Blatt zu wenden.

Nun ist es leider momentan noch überwiegend verbreitet, das Eigennutz, Erfolgswahn und Ellbogenmentalität den Status Quo darstellen. Das Nehmen- und Habenwollen, suggeriert durch Werbung, Medien, Mode usw., ist eines der geschicktesten Menschenverfühungssysteme, die schon Machiavelli in seinem Buch „Der Fürst" beschrieben hat: Teile und herrsche. Und wie teilt man die Menschen, daß sie zur Gemeinschaft nicht mehr fähig sind? Durch falsche, übertriebene oder einseitige Propaganda, schüre man Meinungsverschiedenheiten und Kritiksucht. Man wecke die Gier in ihnen. Nehmen ohne zu teilen, teilt die Menschen. Menschen die teilen, nehmen teil am anderen, an der Gemeinschaft. Dies ist auch die erste Voraussetzung, um in Zukunft etwas bewirken zu können. Wenn im Sinne der Zivilcourage Mißstände aufgedeckt werden, braucht es mehrere Menschen! Der „Einzelne" ist oft der Initiator. Doch bleibt er allein, so kann er die Gegenwehr der „Entdeckten" nur schwerlich überstehen. Dabei gibt es Möglichkeiten, wie z. B. das Volksbegehren, um politisch wieder mitzureden.
Ob wir zueinander stehen, daran wird es sich erweisen, ob unser Volk (jede Gemeinschaft) überlebensfähig ist, oder ob es so eintritt wie T. S. Eliot schrieb: „Heute traf uns ein besonderer Verlust, heute verloren wir unseren Weg. Ein Volk, das seinen Weg verloren hat, wird untergehen. Ein äußerlich wohlhabendes Volk, aber ohne Vision und Perspektive, ohne innere Harmonie und Gesundheit." Wir finden den Weg, unsere Aufgabe wieder, wenn wir wollen.
So wichtig der Einzelne mit seinen Fähigkeiten für die Gemeinschaft ist, so wichtig ist ein Volk für den Organismus Erde. Erinnern wir uns unserer guten Fähigkeiten: Bescheidenheit, Mitmenschlichkeit, Zufriedenheit im kleinen und besonders unserer persönlichen Integrität.

Weltflucht - UFOs und Übersinnliches

Kein Bereich des Lebens ist davor gefeit, pervertiert zu werden. So auch bei UFO's und Übersinnlichem. Wer sich eingehend mit der UFO-Szene beschäftigt, wird auch hier bald auf die sogenannten »Guten« und »Bösen« treffen. Polarität, wohin man schaut. Wenn Sie mit diesem Thema nicht viel anfangen können, so ist das in Ordnung. Sie sind dann zumindest besser dran, als die ständig wachsende Zahl leichtgläubiger UFO-Abheber, die eifrig einer Evakuierung durch UFO's entgegenfiebern, falls es hier auf der Erde mulmig werden sollte. Da wird von leuchtenden UFO-Schiffen in Kreuzform gesprochen (in Anlehnung an das leuchtende Himmelskreuz der Johannes-Apokalypse) und von hohem geistigem Reifegrad, sozusagen als Ticket für die Fahrt ins All und ähnlich Obskurem.

Ob wir von verschiedensten Außerirdischen besucht wurden und werden ist mittlerweile zu einem Zwischending von Medienspektakel und Versteckspiel der Regierungen mutiert. Es wird immer Menschen geben, die beseelt von dem Wunsch nach möglichst schneller Transzendenz, mit einigen Brokken spiritueller Wahrheit verführt werden und das einfließende Unsinnige dann kaum mehr erkennen können. Es gibt mittlerweile eine Vielzahl von UFO-Gruppen und andere sehr irdische Manipulateure, die die an sich positiven und gutwilligen Menschen, deren Energie und Tatkraft hier auf der Erde dringend gebraucht werden, mit Evakuierungs- bzw. Fluchtgedanken ködern und an fragwürdige Ziele binden. Wer soll denn auf Mutter Erde das „Gute“ bewirken, wenn nicht die Menschen? Ich bin überzeugt, daß wir nicht alleine im Kosmos sind, und ich halte es auch für möglich, daß Kontakte stattgefunden haben und stattfinden. Der Evakuierung stehe ich allerdings äußerst skeptisch gegenüber.
Für jeden, der sich mit dieser Thematik beschäftigt, kann folgende Frage vielleicht etwas Klarheit schaffen. Warum bin ich jetzt, in dieser Zeit an diesen Platz gestellt? Egal in welchen Lebensbereichen, wir werden in Situationen gestellt, um etwas zu erkennen, um uns zu entwickeln. Wer seinen Platz verlassen möchte, ohne sich die Erkenntnis erarbeitet zu haben, hat seinen Platz nicht ausgefüllt. So wird eine Form der Unverbindlichkeit praktiziert. Sich nicht „einzulassen“ in dem Glauben, so besser zu **sich** zu finden, ist leider mittlerweile weit verbreitet. Aber gerade indem wir uns „wirklich“ auf Menschen, Bedingungen und Schwierigkeiten einlassen, kann uns ein persönlicher Freiraum erwachsen. Dann werden wir frei von uns selbst, von der überzogenen Selbstreflexion, von unserem kleinen Ego. So erfahren wir unser wahres Wesen, wenn wir gefordert sind von den Umständen. Der Evakuierungsgedanke bindet dagegen die Energie, die zum Handeln gebraucht wird. Indem wir aber nicht handeln, kommen wir in unserer geistig-seelischen Entwicklung nicht weiter.

Eine ähnliche Form der Verdrängung finden wir auch bei den »Auswanderern«. Es kann durchaus Führung sein, in ein anderes Land zu gehen. Dies zu tun, um seine Haut zu retten und den möglichen Geschehnissen zu entgehen, ist aber eine Milchmädchenrechnung, die das Resonanzgesetz außer acht läßt. Das, was ein Mensch in seinem Leben verinnerlicht hat oder auch nicht, dem wird er wieder begegnen, egal wohin er geht. Es kann in anderer Form und mit Zeitverschiebung auftreten, aber es wird auftreten. Die Resonanz zu eines Menschen Energie erreicht ihn überall. (Auch im UFO?!)

Eine weitere Spielart von Weltflucht finden wir bei Menschen, die den unschönen Entwicklungen und der oft seelenlosen Arbeitswelt – sicherlich teilweise zu recht – den Rücken kehren. Als Ausgleich wird Spirituelles und Esoterik »konsumiert«, was fast zwangsläufig zu Weltfremdheit führt. Östliche wie westliche spirituelle Techniken, die zu Weltentsagung und Abkapselung vom äußeren Geschehen führen und dies propagieren, laufen dem heutigen Menschenauftrag zuwider, in der Welt zu wirken, sie zu begreifen und in ihr zur Tat zu kommen.

Spiritualität beginnt an der Basis, in der Ordnung, was die Innenschau keineswegs ausschließt, ja sogar bevorteilt. Zitat Graf Dürckheim:
»Was wollt ihr mit Esoterik, solange ihr den Alltag nicht bewältigt. Er ist unsere (spirituelle) Übungsebene. Die tägliche Herausforderung und deren Bewältigung ist 'gelebte' Spiritualität!«

Wo hätten diese Worte besser Platz, als heute und in den kommenden Jahren.

Erlernen von Fähigkeiten

Wer heutzutage etwas braucht, geht es sich kaufen! Das Angebot vom Nahrungsmittel bis zum Gebrauchsprodukt ist vielfältig und ***„scheint“*** gesichert. Das dies eine trügerische Illusion ist, haben wir bei harmlosen Engpässen schon kennengelernt, aber keine Konsequenzen daraus gezogen! Handwerkliche Fähigkeiten, Wissen um Herstellung von Produkten und Verarbeitung von Materialien wird wieder wichtig werden. Volkshochschulen oder private Kursangebote und Seminare bieten vielerlei Lernmöglichkeiten, was in jedem Fall nützlich ist. Hinzu kommt, daß durch die Benutzung der Hände, durch das Einüben von Fingerfertigkeit ein „Begreifen“ stattfindet, ein besseres Verstehen von Zusammenhängen. Die Harmonisierung der beiden Gehirnhälften durch Handarbeit ist sogar wissenschaftlich untermauert.

Ob es der Nähkurs ist, ein Webkurs oder Sie lernen Holzbearbeitung, Schweißen, Backen, es wird enorm viel angeboten. Und wer etwas machen will und kein Angebot findet, der fragt z. B. – wie eine liebe Freundin von mir – einen Bäcker, ob sie bei ihm mal mitbacken darf. Und sie durfte. Mittlerweile backt sie fast mit Hingabe, und es schmeckt auch noch.
Ich wurde kürzlich gefragt, was denn für Fertigkeiten besonders wichtig seien, man könnte ja nicht „alles" erlernen. Richtig! Fangen Sie das an, wozu Sie Begabung haben und was Ihnen Freude macht. Was Sie wirklich können, stellt sich oft aber erst heraus, wenn Sie es probiert haben. Es fehlt manchmal nur das Zutrauen zu den eigenen Fähigkeiten. Erfahrungsgemäß werden sich auch meist die Leute zusammenfinden, die sich gut ergänzen.
Eines wird aber besonders wichtig sein, nämlich das Pflanzen, sowie die Aufzucht und Pflege von dem, was uns ernährt! (siehe Anhang: Bio-Sämereien)

Woher die „Zeit und das Geld" nehmen?

Wer das Thema Vorsorge andenkt oder sich schon länger damit befaßt, der ahnt bzw. weiß um den Umfang dieses Vorhabens. Was alles bedacht werden kann oder muß, läßt unter Umständen davor zurückschrecken, überhaupt anzufangen. Eine Relativierung ist hier angebracht. Dieses Buch bietet eine Fülle von Maßnahmen, Tips und Hinweisen, die alle zu beherzigen und durchzuführen den Wenigsten gelingen dürfte, es sei denn, man kündigt seine Arbeit und wird Vollzeitvorsorger. Das ist nicht der Sinn und soll auch niemanden dazu animieren. Die Zeit allerdings, die für allerlei unnötigen Zeit-vertreib (Ist das Wort nicht symptomatisch? Man vertreibt die Zeit!) vertan wird, läßt sich unbedingt besser nutzen. Wer hat schon einmal seine Fernsehwochenstunden gezählt? Wer oder was stiehlt Ihnen sonst noch die Zeit? Ich las einmal am Eingang eines Geschäftes folgenden Spruch: *»Wenn Sie nichts zu tun haben, bitte tun Sie es nicht hier.«* In dieser Zeit ist es besonders wichtig, Prioritäten zu setzen. Gute Gespräche, Konstruktives, Nützliches und vor allem, Freude und Humor pflegen.
Unnützes immer widerkehrendes, aufgewärmtes Blah-Blah ist vertane, kostbare Zeit.
Schreiben Sie doch einmal alles Entbehrliche und Unnütze auf. Schwarz auf Weiß wird vieles klarer. Jetzt folgt der meist schwerere Teil, die konsequente Umsetzung, auch des Nein-Sagen zu Unwichtigem. Die Organisation der Vorsorge verlangt Konsequenz und Kontinuität und den ersten Schritt. Jeder Weg, jede Wanderung beginnt damit. Doch manche Menschen bleiben stehen, fangen nicht an, da ihnen das Ziel nicht erreichbar scheint. Die

Anderen gehen los und setzen bewußt Schritt um Schritt um. Wer dann, wie bei einer Wanderung, ab und zu innehält und aufschaut, sieht deutlich, wie sich der Abstand zum Ziel verringert. Das ständige Betrachten des Zieles, ohne zu handeln, läßt es immer weiter wegrücken. Jeder neue Schritt bringt neue Perspektiven und Möglichkeiten. Hinter der nächsten Ecke oder Wegbiegung kann schon die Lösung sichtbar werden oder ein Hinweis auftauchen. Aber wir müssen „den Schritt" tun. Eigene Ideen kommen dazu und beim „Tun" erlangen wir außerdem noch Sicherheit und Vertrauen.
Trotzdem wird auch die beste Vorbereitung nie perfekt sein können. Bitten wir darum, daß wir den rechten Weg gehen, dann wird sich Ergänzendes immer finden, seien es Menschen oder Material.

Die **Geldfrage** ist für die Vorsorge eine Hürde. Sie kann durch Abklärung folgender Punkte recht niedrig gehalten werden.
Hinweis: Die nun folgenden Maßnahmen stellen Möglichkeiten dar, keine Ratschläge. Jeder muß selbst abwägen, was seine Situation ermöglicht und erfordert.

a) Einsparung bei Dingen die nicht unbedingt benötigt werden.
b) Verkauf von Luxusgütern (z. B. auch Schmuck). Bei Schmuck ist zu bedenken, daß der reale Wert selten erzielt wird. In Notzeiten hat man allerdings noch weniger davon, da die Echtheit und der Wert erst recht nicht nachgewiesen werden kann (auch Raubgefahr). Die Anschaffung von Gold und Silbermünzen (verschiedener Größen) sind eher angebracht. (z. B.: Australien Nugget, US-Eagle und Maple Leaf (Kanada). Oder Kleinbarren (1 - 10 g). Diese Münzen haben eine Goldreinheit von **99 %.**
c) Auflösung von Sparverträgen, Lebensversicherungen oder ähnlichem. Ein gewisser Verlust muß eventuell in Kauf genommen werden. Je älter der Vertrag umso geringer sind die Verluste. Versicherungen rechnen dies kostenlos aus.
d) Günstige Bezugsquellen und Sammelbestellungen
e) Erwartung eines Erbteiles → mögliche (Teil-) Auszahlung im voraus!
f) Preiswerteres Auto kaufen (guter Gebrauchtwagen)
g) Preiswerteren Urlaub (z. B. Bauernhof = gute Übung usw.)

Der Möglichkeiten gibt es viele.

Vorgehensweise (Vorschlag!)

1) Verfügbares Geld feststellen.
2) Kurzfristig beschaffbares Geld auflisten (2 - 3 Monate)
3) Umsetzbare Sachwerte und Guthaben (längerfristige Anlagen) feststellen.
4) Zeitplanung
   a) für Einkauf: Direkt oder per Katalog
   b) Vorbereitung: Gespräche, Listen, Übungen, Informationsbeschaffung usw.

5) Was ist von den benötigten Dingen schon vorhanden?
6) Prioritäten bei den Anschaffungen setzen! (z. B. Kleidung, Schlafsack, Wasser, Lebensmittelnotrationen)
7) Verhaltensweisen für den Ernstfall durchdenken und üben. (Haus und Flucht) Mit Kindern kann sehr viel spielerisch eingeübt werden. (z. B. Verhalten bei Feuer, Erdbeben, Bomben, Unterschlupf suchen etc.)
8) Survival-Kenntnisse aneignen und üben (Überlebensbücher und Kurse)
9) Fluchtroute (Nebenstrecken) und Alternative erkunden.
10) Fluchtgepäck bereitstellen.

Jeder nach seinen Möglichkeiten

Vorsorge heißt zum großen Teil **Ordnung in sein Leben zu bringen,** gesund zu denken, seine Einstellungen und seine Gewohnheiten zu hinterfragen.
Die Hinweise und Tips in diesem Buch betreffen oder berühren zumindest die eingefahrenen, alltäglichen Gewohnheiten und Handlungen, die zumeist in der Überzeugung das Richtige zu tun, so gehandhabt wurden. Die Sichtweise, die dieses Buch vermitteln soll, dient Ihrer Unterstützung und hat mit dem moralisch erhobenen Zeigefinger nichts zu tun.
Es muß jedem Einzelnen überlassen bleiben, nach seinen eigenen räumlichen und finanziellen Verhältnissen zu entscheiden und so zu handeln, wie er es für richtig hält. Sein sie gewiß, auch wenn es wenig sein sollte, was sie tun können, es bringt sie ein Stück weiter. Neue Perspektiven, neue Möglichkeiten, neue Menschen. **Der erste Schritt kann ihre ganze Situation verändern.**

Geistiger Hintergrund

„... So sind wohl manche Sachen
die wir getrost belachen,
weil unsre Augen sie nicht sehn...“

Matthias Claudius

Wo unsere Gesellschaft heute steht, persönliche oder hautnah miterlebte Schicksalsschläge, sprich die Eskalation lebenswichtiger Geschehnisse, nicht mehr zu verstehen sind, das läßt eine wachsende Zahl von Menschen sich die Frage nach der Ursache stellen, da die bisherigen Erklärungsmodelle unzureichend geworden sind, ja an sich schon immer waren. „Was ist es, was die Welt im Inneren zusammenhält“, wie es Goethe im Faust so schön sagen läßt? Was das Auge nicht sieht, wird von der Mehrheit der Menschen als nichtexistent abgetan. Unsichtbare Wellen und Schwingungen werden zwar durch z. B. TV, Radio und Funktelefon erfahrbar, aber wo bleibt der nächste Gedankenschritt,das es nämlich noch anderes Unsichtbares gibt, das wirkt? Gott sei Dank werden es aber auch immer mehr Menschen, die den geistigen Hintergrund tatsächlich erleben, für die er sichtbar und begreifbar wird auf einer anderen Ebene. Sie erleben es z. B. durch leidvolle Lebensprozesse, durch ihre Kinder, durch Unfälle oder Krankheit oder durch ihre Offenheit, sich unvoreingenommen mit einer anderen Möglichkeit der Weltsicht zu befassen. Leider kann im Rahmen dieses Buches nicht weiter darauf eingegangen werden, dazu gibt es auch ausreichend Bücher am Markt (z. B.: K. O. Schmidts Lebenslehren oder Omram M. Aivanhov im Prosveta Verlag oder Rudolf Steiner).

Nur soviel sei dazu bemerkt, daß die Menschen, die zu den äußeren Augen und Ohren die inneren Augen und die innere Stimme wieder erleben, eine gemeinsame Überzeugung teilen: Die geistige Welt steht mit uns in enger Verbindung, in ständigem Austausch. Wie wir denken und wie wir uns verhalten, beeinflußt die „unsichtbaren“ Dinge, deren Ausprägungen wir dann in der Materie wiedererleben dürfen. Ändern wir uns, dann ändert sich die Welt.

Angst und Furcht

„Angst hat die
Macht über uns,
die wir ihr geben!“

Besonders in der bevorstehenden Zeit wird von entscheidender Bedeutung sein, wie wir mit unserer Angst umgehen, sie entweder verstehen, durchschauen und beherrschen lernen oder sie verdrängen und sie uns lähmen kann.

Um Angst zu verstehen, ist die Unterscheidung zwischen Angst und Furcht wichtig. Furcht hat ein Mensch vor etwas das greifbar, also konkret ist. Furcht richtet sich immer auf etwas Bekanntes, dessen Gefährlichkeit uns bewußt ist. Wir stehen z. B. plötzlich einem wilden Tier oder einem angreifenden Hund gegenüber. Die sofortige Adrenalinausschüttung befähigt uns zur Flucht oder sich dem Kampf zu stellen. Die körperliche Anspannung löst sich nach der überstandenen Aktion, da wir ja aktiv das Adrenalin verbraucht haben. Angst hingegen haben wir vor etwas, das wir nicht einschätzen können, vor dem Möglichen, dem Zukünftigen. Es ist ungewiß, ob, wann oder wie dieses Mögliche eintritt und welche Konsequenzen es haben wird. Angst ist anonym und damit nicht kalkulierbar.
Beispiele dazu sind die Angst vor Krankheit, Arbeitslosigkeit, Krieg, Armut oder ob die Rente sicher ist, Angst vor der Zukunft, vor dem Tod, oder nicht geliebt zu werden usw. Zusammengefaßt ist es Lebens- bzw. Existenzangst. Im Gegensatz zur Furcht erzeugt ständige Angst (auch unbewußt) – wenn sie nicht erkannt und bewußt bearbeitet wird – körperlich und seelisch eine ständige Anspannung (Verkrampfung), die keine Entspannung erfährt. Früher oder später muß der Körper oder die Seele mit einem kleinen oder größeren Zusammenbruch eine Zwangsentspannung herbeiführen. Angst aber haben nicht nur ein paar Wenige. Dies betrifft alle Menschen dieser Erde. Angst ist also kollektiv, ihre Gesichter dagegen sehr zahlreich und individuell.
Wenn nun z. B. Angst vor Krankheit oder der Zukunft bei dem einen auftritt, bei dem anderen aber nicht, was ist der Grund?
Die Zukunft kann nicht das angstauslösende Moment sein, sonst hätten beide Angst. Es ist die Vorstellung von ihr, daß sie nichts Gutes bringen kann. Sind aber manche Menschen frei von einer Art von **Angst,** so zeigt dies, daß sie nicht absolut ist und damit ist sie **überwindbar.**
Die Ursachen für unsere Ängste finden wir in der Kindheit, der Erziehung und anderen prägenden Erlebnissen. Ein Kind, dem Urvertrauen vermittelt

wurde und echte Liebe, entwickelt mit großer Wahrscheinlichkeit weniger Ängste, als ein Kind, das von seinen Eltern als Versager gesehen wird. Negative und hemmende Prägungen erhält ein Kind auch durch die unbewußten Ängste und Verhaltensweisen der Eltern. Bis zum Erwachsenenalter haben sich dann negative Gedankenschablonen gefestigt und werden immer wieder reproduziert, sie werden bewußt gedacht. Unser Unterbewußtsein übernimmt dies ungefiltert. Es hält alles für wahr, was man ihm über das Bewußtsein einprägt, was man bewußt glaubt.
Sie kennen den Satz: „Was der Mensch denkt, das ist er!"
Was nachdenklich machen könnte: Wer nicht an Gott glaubt, glaubt oft an die Angst!? Transformation?! Was wir konzentriert denken, was wir uns vorstellen, das wird zu einer Wirklichkeit. Es sind die falschen Gedanken, die Angst erzeugen. So wie wir unser Denken ändern, verändert sich alles in unserer Umwelt.

Wie kann dies geschehen:

1) Wir müssen die Angst anerkennen!
   Der Existentialphilosoph Carl Jaspers schreibt dazu: „Es gibt vier Männer ohne die unser heutiges Leben und Denken nicht möglich wäre. Sokrates, Buddha, Konfuzius und Jesus Christus. Sie haben uns gelehrt, die Angst in unserem Leben anzuerkennen und mit ihr menschlich fertig zu werden. Es gibt kein Leben ohne Angst." (Bibel/Jesus: „In der Welt habt ihr Angst; Ich habe die Welt überwunden.")
   Hier ist die Entwicklung des Willens, der Ich-Stärke (nicht das Ego) angesprochen. Wir sollen zu der Einsicht gelangen, daß jedes Leben Schwierigkeiten birgt, das jeder dann und wann Ängste haben muß und daß es die Aufgabe des reifenden Menschen ist, mit dieser Angst, die die Wirklichkeit bietet, fertig zu werden.
   In unserer Gesellschaft wird Angst leider verdrängt oder betäubt und damit die Wirklichkeit verfälscht.

2) Wir müssen die Entscheidung treffen, uns mit der Angst zu konfrontieren, sie anzuerkennen und dadurch beherrschen zu lernen!
   ✏ Jede Entscheidung wird aus **einem Mut** geboren. Mut entspringt aus dem Glauben an die Wirksamkeit einer guten Kraft in uns. Diese Kraft befähigt uns, den Weg zu gehen. Es gibt nur einen, und der führt durch die Angst hindurch. Wovor wir am meisten Angst haben, das gilt es zu tun, soweit niemand dadurch geschädigt wird. Je länger wir zögern, umso schwerer wird es sein.

3) Wir müssen anfangen!
✏ In der Erinnerung zurückgehen und negative Bilder durch positive Bilder ersetzen.
✏ Bewußtsein trainieren → z. B. durch Autogenes Training! (Kursangebot ist sehr vielfältig)
Folgende Affirmation hilft die Gedanken positiv zu beeinflußen: „Es geht mir von Tag zu Tag in jeder Hinsicht immer besser und besser.“ (mehrmals am Tag formulieren, 10 - 20 mal, lesen und sprechen)

Besonders wichtig:
a) Die Zeit vor dem Einschlafen.
b) Die ersten 5 Minuten nach dem Aufwachen.

zu a) Nicht bis zuletzt Arbeiten oder grübeln. Etwas Gutes für sich tun. Den Tag rückwärts Revue passieren lassen. Vor dem Einschlafen z. B. an Friede, Freude, Liebe und Vergebung denken, das wird mit in den Schlaf genommen.

zu b) Psychohygiene auch am Morgen mit schönen, aufbauenden Gedanken und einem freundlichen Blick in den Spiegel. Die Art und Weise, wie der Tag begonnen wird, prägt ihn.

4) Wir müssen wieder Vertrauen lernen! Wenn wir nicht mehr an uns glauben, uns das Vertrauen zu uns und unseren Fähigkeiten abhanden gekommen ist, dann ist unser Urvertrauen erschüttert. Ur heißt Gott. Also unser Gottvertrauen. Lernen wir wieder dieser höheren Macht zu vertrauen, der wir alles in die Hände legen können. Jeden Morgen, jeden Abend, jeden Tag.

„Wenn eine Tür zuschlägt,
bedeutet das, daß Gott dich auf
eine andere Tür hinweist, die dir
an anderer Stelle offensteht.“

Anna Delaney Peale
(1875 - 1939)

Dieser kurze Überblick über die Angst kann nur ein Hinführen zu diesem Thema sein. Ausführliche Literatur finden Sie im Anhang.
Eine Angstneurose sollte auf jeden Fall durch einen geschulten Therapeuten betreut werden.

Glaube – Gebet – Gedanken

„Die gelegentlich gehörte Meinung, daß wir im Zeitalter der Weltraumfahrt so viel über die Natur wissen, daß wir es nicht mehr nötig haben, an Gott zu glauben, ist durch nichts zu rechtfertigen. – Nur ein erneuter Glaube an Gott kann die Wandlung herbeiführen, die unsere Welt vor der Katastrophe retten könnte. ***Wissenschaft und Religion sind dabei Geschwister, keine Gegensätze.“***

Wernherr von Braun
(1912 - 1977) dt.-amer. Physiker und Raketeningenieur.

Liebe Leser, dieses Kapitel schreibe ich nicht in der Meinung jemanden bekehren zu müssen oder zu können. Gott hat seine eigenen Wege, bei den Menschen anzuklopfen, was in der heutigen hektischen und lauten Zeit nur zu leicht überhört werden kann. Da es in dieser äußerst brisanten Weltensituation jedes Gebet braucht, um noch eine Wandlung zu vollziehen, habe ich einige Aspekte zusammengefaßt, die stabilisieren helfen können oder den Suchenden Unterstützung bieten, die sich durch die Amtskirchen alleingelassen sehen. Eine integre selbstlose geistige Führung ist nirgends sichtbar, und so finden sich die Schäfchen in einer rasenden Entwicklung wieder, aber kann jemand auf die Richtung achten, oder weiß jemand wer den Zug steuert? Harry Belafonte traf dazu in einem Focusinterview (40/96) eine bemerkenswerte Aussage:
„Die Welt hat sich verändert. Schauen Sie sich um: Der Kapitalismus ist die vorherrschende Gesellschaftsform. Die jungen Leute haben heute durch das Fernsehen und das Internet Zugang zu unerschöpflichen Informationsquellen. Für mich kommt das viel zu schnell. Wir haben keine Zeit mehr, nachzudenken und neue Ideen zu entwickeln. Wir gehen ins 21. Jahrhundert, und das erste Mal in der Geschichte ist die Welt komplett ohne geistige Führung. Wir haben keinen Jesus, keinen Martin Luther King, keinen Lincoln, keinen Gandhi, niemanden! Diese intellektuelle Verheerung, dieser völlige Mangel an Denkern und Gedanken ist vielleicht die größte Tragödie, die die Menschheit je erlebt hat.“
In solchen Zeiten machen falsche Propheten, Gurus und selbsternannte Erleuchtete leichte Beute. Jesus sagte schon: *„Es werden viele kommen die sich für mich ausgeben.“* ... oder seine Worte für fragliche Ziele benutzen. Das sich Sekten und Ersatz-Jesuse so vermehren, ist ein weiteres deutliches Zeichen für die Stimmigkeit der Prophetie und wird auch in anderen Kulturen erwähnt, wie z. B. im Wishnu-Purana: *„Man wird falsche Götter in falschen Aschrams verehren...“.* Verblendung und Verführung ist oftmals gut eingepackt in strahlende Heilsversprechungen mit dem schnellen Schritt zur Erleuchtung. Unterstützend werden dann noch magische Rituale und

Beschwörungen benutzt, ohne das deren Brisanz klar erkannt würde. Eingeweihte gingen früher durch eine jahre- bis jahrzehntelange Schulung und heute geht das alles im Schnellkurs. Man spielt aber nicht ungestraft mit Magie und Beschwörung. Abgehobener Mystizismus löst nicht selten schädlichen, eigennützigen Elitedünkel aus.
Das eine sind Gottes Worte und Taten, das andere, was Menschen daraus machen, um ihrem Fanatismus oder Sendungsbewußtsein zu genügen.
Wenn es an wahren geistigen Vorbildern fehlt, so könnte darin durchaus der Hinweis liegen, daß die Menschen **zu sich** kommen, in sich hineinhören sollen.
Nosce te ipsum (Kapitel Sinn)
„Mensch erkenne Dich selbst!" ... dann erkennst Du Gott.
In einer Parabel bittet der Teufel, das Gott es dem Menschen nicht so leicht machen solle ihn (Gott) zu erkennen, damit er (der Teufel) auch eine Chance hätte. Und so verbarg er seinen Gottesfunken in des Menschen Herz.

Christusworte dazu:

Somit ist mein Wesen auch das Innerste eures Wesens, d. h. wenn der Mensch nicht erkennt das „Ich" sein innerstes Wesen bin, wird er auch nicht mich lieben können, sein Göttliches!

Ihr seid im innersten Urgrund kein zweites Wesen vor mir, sondern nur ein Teil von mir. So wie eine Zelle wohl eine Zelle ist, aber in der Ganzheit des Leibes wiederum nur ein Leib.

Sich selbst anzuschauen und zu erkennen ist wahrlich nicht einfach. Aber jeder hat bei seiner Geburt seinen individuell gefüllten Rucksack mit in dieses Leben gebracht, mit all den Aufgaben und Lektionen die es zu erledigen und zu lernen gilt. Wo wir bisher durch findige Ausweichmöglichkeiten und seelischer Maskerade vermeiden konnten, unserem Kern Aufmerksamkeit zu schenken, führt uns die Zeitqualität immer schneller auf uns selbst zurück. Sind wir nicht bereit unsere (seelisch) schmerzenden Stellen zu hinterfragen, werden uns diese durch andere Menschen und Situationen vor Augen geführt. Und je schneller wir uns in der Spirale der Ablenkung bewegen, um so schneller wird uns das Verdrängte einholen. *„Geh langsam, Du kommst immer nur zu Dir selbst."* Es ist wie beim Autofahren. Will man die Landschaft besser sehen, muß man einen oder zwei Gänge runterschalten, oder eine Weile anhalten, **inne**halten. Wer aussteigt und die Natur wieder wahrnehmen lernt, und sie nicht nur als Betätigungsfeld für sportlichen Actionismus benutzt, der kann spüren, wie die Erde betet. Die Natur ist ein ständiges Gebet, wie einer unserer deutschen Dichter schrieb.

Die bekanntesten Marienerscheinungen (z. B. Lourdes, Fatima, La Salette, San Damiano usw.) ereigneten sich nicht umsonst an Orten, wo die Natur in der Stille ihre Kraft entfaltet. Die Mutter Gottes bat immer wieder inständig darum, daß mehr gebetet werden solle, sonst könne sie nicht mehr verhindern, was die Menschen bisher selbst heraufbeschworen haben. Das diese Bitte bei den Menschen zu wenig angekommen ist, liegt sehr wahrscheinlich zum großen Teil an den religiösen Mittlern, deren kalter Dogmatismus und erstarrter Moralkodex durch die Glaubenshäuser weht. Es gibt *„Gott sei Dank"* aber auch Priester, die den Menschen wieder mehr mitgeben, als die Vorgabe, auswendig gelernte Worte/Gebete herunterzuleiern. Ist es nicht wahrscheinlicher, daß ein Gebet, ein Gespräch mit Christus, das im Moment entsteht und aus ganzem Herzen kommt, mehr bewirkt? Statt ein Vaterunser oder ein Ave Maria mechanisch herunterzubeten, ist es, denke ich unumgänglich den Gehalt eines Gebetes zu verstehen und gefühlsmäßig beteiligt zu sein, gerade was diese beiden wohl wichtigsten Gebete des Christentums angeht.
(Was das Vaterunser betrifft, ist es mir unverständlich, warum die Kirche bis dato – trotz vieler Hinweise von Außen – den Satz *„Und führe uns nicht in Versuchung"* nicht geändert hat in *„Und führe uns **in** der Versuchung")*
Ob Gebete überhaupt etwas bewirken – wie man Zweifler fragen hört – sei mit der Begebenheit die Dr. N. J. Stowell wiederfuhr beantwortet:

*Nobelpreisträger Prof. Dr. med. Alexis Carell, nannte das Gebet einmal **die machtvollste Form der Energie,** eine Kraft, so wirklich wie die Schwerkraft der Erde. Nun hat ein Naturforscher von Ruf, der amerikanische Gelehrte Dr. N. J. Stowell, einer der bekanntesten Gelehrten in den USA, durch eine wunderbare Entdeckung **diese Kraft des Gebetes gemessen.** Doch hören wir die Schilderung mit seinen eigenen Worten.*

„Ich war ein zynischer Atheist, der glaubte, daß Gott nichts anderes sei, als eine Gedankenvorstellung der Menschen. An ein lebendiges göttliches Wesen, das uns alle liebt und das über uns Macht besitzt, vermochte ich nicht zu glauben."

*Eines Tages arbeitete ich in dem großen pathologischen Laboratorium einer Klinik. Ich war mit der Aufgabe beschäftigt, **die Wellenlänge und die Stärke der menschlichen Hirnstrahlung zu messen.** Wir stellten fest, daß das Gehirn eine besondere Radiosendestation darstellt. Wir untersuchten die Wellen und fanden noch mehr. Es gelang uns nämlich eine ganze Skala von Wellen aufzudecken, wobei sich die Wellen scharf von einander unterschieden. So einigte ich mich mit meinen Mitarbeitern auf ein heikles Experiment. Wir wollten untersuchen, was bei dem Übergang aus dem Leben in* *den Tod* ***innerhalb des menschlichen Gehirns vor sich geht.*** *Zu diesem Zweck hatten wir uns eine Frau gewählt, die an Tod bringendem Gehirnkrebs litt. Die Frau war geistig und seelisch völlig normal. Allgemein auffallend trat ihre liebenswürdige Heiterkeit zu Tage. Doch körperlich stand es um so schlimmer mit ihr. Wir wußten, daß sie im Sterben lag und sie wußte es auch. Wir hatten davon Kenntnis genommen, daß es sich um* ***eine Frau*** *handelte,* ***die im Glauben an Jesus Christus gelebt hatte.***

Kurz vor dem Tod stellten wir einen hochempfindlichen Aufnahmeapparat in ihr Zimmer. Dieses Gerät sollte uns anzeigen, was sich in ihrem Gehirn während der letzten Minuten abspielen würde. Über dem Bett brachten wir zusätzlich ein winziges Mikrophon an, damit wir hören konnten, was sie spräche, falls sie überhaupt noch ein Lebenszeichen von sich geben würde.

Inzwischen begaben wir uns in den angrenzenden Nebenraum. Wir zählten fünf nüchterne Wissenschaftler, von denen ich wohl der nüchternste und verhärtetste war. Abwartend und von innerer Spannung erfaßt, standen wir vor unseren Instrummenten. Der Zeiger stand auf 0 und konnte bis zu 500 Grad nach rechts positiver Wertung und 500 Grad nach links in negativer Wertung ausschlagen. Einige Zeit vorher hatten wir unter Zuhilfenahme des gleichen Apparates ***die Sendung einer Rundfunkstation*** *gemessen,* ***deren Programme mit einer Stärke von 50 Kilowatt in den Äther strahlte.*** *Es handelte sich dabei um eine Botschaft, die rund um den Erdball getragen werden sollte. Bei diesem Versuch stellten wir einen Wert von 9 Grad positiver Messung fest.*

Der letzte Augenblick der Kranken schien herbeigekommen. Plötzlich hörten wir, wie sie zu beten und Gott zu preisen begann. Sie bat Gott, all den Menschen zu vergeben, die ihr in ihrem Leben Unrecht getan hatten. Dann verlieh sie ihrem festen Glauben an Gott Ausdruck mit den Worten: „Ich weiß, daß du die einzige zuverlässige Kraftquelle aller deiner Geschöpfe bist und bleiben wirst.“ Sie dankte ihm für seine Kraft, mit der er sie ein Leben lang getragen hatte. Sie bekundete ihm, daß ihre Liebe zu ihm trotz allem Leid nicht wankend geworden sei. Und im Hinblick auf die Vergebung ihrer Sünden durch das Blut Jesu klang aus ihren Worten ein unbeschreibliches Glück. Sie brach schließlich in Freude darüber aus, daß sie bald ihren Erlöser werde schauen dürfen.

Erschüttert standen wir um unser Gerät. Längst hatten wir vergessen, was wir eigentlich hatten untersuchen wollen. Einer schaute den anderen an, ohne daß wir uns unserer Tränen schämten. Ich war derart gepackt von dem Gehörten, daß ich weinen mußte, wie seit meiner Kindheit nicht mehr. Plötz-

lich, während die Frau noch weiter betete, hörten wir einen klickenden Ton an unserem Instrument. Als wir hinüberblickten, sahen wir ***den Zeiger bei 500 Grad positiv anschlagen*** *und immer wieder gegen die Abgrenzung wippend.*

Unsere Gedanken jagten sich. Jetzt hatten wir durch technische Messung erstmals eine ungeheuerliche Entdeckung gemacht: Das Gehirn einer sterbenden Frau, die mit Gott in Verbindung stand, entwickelte ***eine Kraft, die 55mal stärker war als jene weltweite Ausstrahlung*** *der Rundfunkbotschaft.*

Um unsere Beobachtungen weiterzuführen, einigten wir uns wenig später auf einen neuen Versuch. Nachdem wir unsere Geräte aufgebaut hatten, baten wir eine Schwester, einen anderen Kranken in irgendeiner Form zu reizen. Der Mann reagierte darauf mit Schimpfen und Fluchen. Ja, nicht genug, er mißbrauchte sogar den Namen Gottes auf lästerliche Art. Und wieder klickte es an unserer Apparatur. Wie waren wir bewegt, als wir feststellen mußten, daß ***sich der Zeiger auf 500 Grad negativ*** *befand und am Abgrenzungspfahl aufgeschlagen war. Damit standen wir am Ziel unserer Entdeckung. Es war uns gelungen, auf wissenschaftlichem Wege die positive gottbezogene Kraft, wie auch die negative Kraft* ***des Widerwirkers*** *einwandfrei zu beweisen. In jenem Augenblick begann meine atheistissche Weltanschauung abzubrechen und die Lächerlichkeit meines Glaubens wurde mir klar...“*

Wer von uns hätte ***eine solche meßbare Kraft, die von unseren Gedanken ausgeht,*** *vermutet? Und zwar nicht nur im Sterben, sondern auch im Leben. In jedem Augenblick und nicht nur wenn wir sprechen, sondern auch wenn wir „nur“ denken.* ***Welch eine Verantwortung!*** *Und wohin geht diese überschüssige Kraft, die weit mehr vermag als nur um den Erdball zu kreisen? In den Kosmos? Und was soll sie da? Fragen über Fragen, deren Antworten wir nur vermuten können.*

Aber eines scheint mir sicher zu sein, daß wir ***mit den Kräften unserer Gedanken in jedem Augenblick am Schicksal der Welt mitwirken*** *und damit an der Zukunft von uns und unseren Kindern. Etwas sehr Schönes sagt dieses Experiment ebenfalls aus: Daß nämlich auch der Schwache und Kranke, der sich oft so nutzlos fühlt, eine höchst wichtige Aufgabe hat, die er vielleicht meisterlicher beherrscht als manch großer Politiker, nämlich* ***die Welt durch sein Beten auf besseren Kurs zu bringen.*** *Das ist mehr als die Aktivsten der Aktiven je zu schaffen vermögen. Oder die Hausfrau und Mutter, die sich gezwungenermaßen mit lauter von der Gesellschaft als langweilig angesehenen Kleinigkeiten befassen muß. Hat sie nicht gerade beim Kartoffelschälen, Putzen und Nähen Gelegenheit für die Verantwortlichen* *im Land, für die Einflußreichsten der Medien, für die Arbeitslosen, für die verlassenen Kinder, für die gequälten Tiere und vieles andere zu beten? Kein Gedanke, kein Gebet geht verloren. Seine Kraft kreist um die Erde und verändert sie. Welch eine Aufgabe stellt sich uns!*

Aber der zweite Teil der Geschichte ist ebenso wichtig, zeigt er doch, wie gefährlich die sogenannten negativen Gedanken sind. Denn auch sie sind Kräfte, die sich ausbreiten. Mit dieser Dualität müssen wir leben. In jeder Minute, bei jeder Entscheidung, im Großen wie im Kleinen – haben wir die Wahl und verändern so oder so die Welt.

Gott, der Schöpfer des Kosmos, hat es offenbar so gewollt, daß auch sein Gegner eine gewisse Macht hat. Dem Menschen schenkte er die Freiheit der Entscheidung. Wie oft wir dabei versagen, muß sich jeder von uns leider eingestehen.

*Weihnachten macht uns deutlich, daß Gott uns in diesem Dilemma helfen will durch einen Fürsprecher, der uns schon vor 2000 Jahren sagte, daß es keine größere Macht als die Liebe gibt. Und weil diese von Gott ist, wird sie immer stärker sein als seine Gegner – wenn es auch vordergründig manchmal anders aussieht. Aber eben nur vordergründig.**

Was wir durch Gebet und Gedanken an Energien nun „abschicken", geschieht nicht auf einer Einbahnstraße. Wir sind verbunden mit dem Ganzen. So ist es nicht nur glaubwürdig, sondern absolut logisch, daß ein Gebet ein Zwiegespräch ist, wo dem Betenden eine Antwort zu teil wird, die ihm Trost, Geborgenheit oder eine Erkenntnis schenkt. Auf gleichem Wege vollziehen sich auch Weissagungen. Es gab schon immer feinfühlige Menschen mit dem gewissen Draht, was den Kirchenführern allerdings schon immer ein Dorn im Auge war.

Doch was sagt Petrus in seiner 1. Pfingstpredigt in der Apostelgeschichte (2 - 17):

„Und es wird geschehen in den letzten Tagen, spricht Gott, da werde ich meinen Geist ausgießen über alles Fleisch. Es werden weissagen eure Söhne und Töchter. Eure Jünglinge werden Gesichte schauen und eure Greise Traumerscheinungen haben. Ja selbst über meine Knechte und über meine Mägde werde ich in jenen Tagen von meinem Geiste ausgießen, und sie werden weissagen.

---

* *Entnommen aus dem Buch von Wilhelm Otto Roesermoeller „Hilfe aus dem Jenseits, was das Gebet vermag. Ärztliche Berichte und Zeugnisse über plötzliche Heilungen... durch Kräfte des Gebets", Karl Rohm-Verlag, Bietigheim, ISBN: 3-87683-072-9*

Auch werde ich Wunder wirken am Himmel oben und Zeichen auf der Erde unten:
Blut und Feuer und Rauchqualm.
Die Sonne wird sich in Finsternis wandeln und der Mond in Blut, ehe denn kommt der Tag des Herrn, der große und strahlende."

oder Paulus im 1. Brief an die Thessalonicher (5 - 20):

„Verachtet nicht prophetische Gaben! Prüfet alles, das Gute behaltet."

Damit haben wir eine plausible Erklärung für das zunehmend auftretende Phänomen hellsichtiger-/fühliger Menschen, doch mit dem klaren Hinweis wachsam zu sein und unterscheiden zu lernen, was stimmig ist. Falsche Propheten und Nutznießer der Leichtgläubigen haben wir genug. Hier darf auch die deutliche Aussage aus dem 2. Petrusbrief (1 - 19) nicht fehlen:

„Indes haben wir ein noch zuverlässigeres Wort, das prophetische. Und ihr tut gut, wenn ihr darauf achtet als auf eine Leuchte, die an einem düsteren Orte scheint, 'bis daß der Tag anbricht und der Morgenstern aufgeht in euren Herzen'. – Dabei müßt ihr vor allem dies bedenken: Keine Prophezeiung der Schrift ist durch eigene Dichtung entstanden. Denn niemals ist durch eines Menschen Willen eine Prophezeiung hervorgebracht worden; vielmehr haben Menschen vom Heiligen Geist getrieben, im Auftrag Gottes gesprochen."

Es kann trotzdem nicht deutlich genug vor dem **Konsum** der prophetischen Gaben gewarnt werden. Wer wegen allerlei Probleme ständig andere für sich entscheiden läßt, gibt die Verantwortung für sein Leben ab. Solche Hilfe sollte nur unterstützend und aufbauend praktiziert werden, und statt Abhängigkeit zu schaffen, die Selbstheilungskräfte und die eigene Stärke entwickeln helfen.
Das andere Extrem finden wir wohl bei den sehr handfesten Menschen, die nur glauben, was sie sehen oder was sie intellektuell erfassen können. Doch wie soll man Gott und seine Schöpfung auf diese Weise begreifen, die allein intellektuell schwer greifbar ist? Erfahren kann man es, wenn man wirklich will. Oder wie ich eine alte Bäuerin einmal in ihrem Dialekt sagen hörte: „Betta muasch iabe wia's Kuhmelka." (Beten mußt Du üben, wie das Kuhmelken.)
Auch die innere Stimme und die inneren Ohren, die Antennen, müssen sich erst einstimmen, um das Himmelsprogramm empfangen zu können. Bei einem neuen Fernseher oder Radio müssen die Programme auch erst gesucht und eingestellt werden, bevor die Stationstasten funktionieren. Die Geduld spielt eine entscheidende Rolle. Die Geduld mit sich und mit der Antwort oder Reaktion die man auf sein Gebet **erwartet.**

Ja wir erwarten vielleicht viel zu konkret ein bestimmtes Ergebnis auf unser Gebet und sind deswegen zu sehr fixiert um zu erkennen, daß die Antwort uns auf einem anderen Weg und in anderer Form schon erreicht hat.
Wenn unser Gebet vordergründig nicht erhört wird, so könnte es doch auch sein, daß der Gebetsinhalt eher der Befriedigung unseres Egos oder unserer Wünsche dienen sollte, anstatt der Erfüllung unseres Lebensplanes. In der letzten Konsequenz trägt doch die Bitte, seinen Lebensplan bzw. die anstehende Etappe erkennen zu dürfen und die Kraft zu haben, diese zu bewältigen, schon vieles in sich. Man braucht sich keineswegs mehr an alten, starren und bigottischen Verhaltensweisen orientieren bzw. diese zum Vorwand nehmen, um sich damit nicht beschäftigen zu müssen. Es gibt immer mehr Menschen, die wieder das Gebet pflegen und sehr realistisch mitten im Leben stehen. Wie dringend dieses Gegengewicht zu jenen Menschen doch ist, die rücksichtslos nach dem Motto verfahren „Mein Wille geschehe"! Davor warnte die Mutter Gottes in La Salette:

„Die Kirche wird in eine furchtbare Krise geraten. Der heilige Gottesglaube wird vergessen sein, und jeder einzelne wird seine Geschicke selbst lenken und über seinen Mitmenschen stehen wollen."

Wie gut dagegen wäre die Erkenntnis „Dein Wille geschehe, zu meinem Wohle und zum Wohle aller", was als Gebetsabschluß sicherlich hilfreich ist. Die gottesferne Selbstüberschätzung füllt zwar keine Kirchen mehr (zum Teil auch mit Recht), dafür aber die Praxen der „Seelenärzte". Die Erkenntnisse im therapeutischen Bereich bestätigen eindrücklich was C. G. Jung einmal ausführte:

„Man kann mit Sicherheit sagen, daß all meine Patienten
über 35 Jahre krank wurden, weil sie das verloren hatten,
was die lebendigen Religionen ihren Anhängern gegeben haben.
Und keiner von ihnen, der seine religiöse Lebenshaltung
nicht wiedererlangte, wurde wirklich geheilt."

C. G. Jung
(1875 - 1961) Begründer der analytischen Psychologie

So überzeugend Argumente und Beweise für den Glauben und das Gebet auch sein mögen, so stellt sich doch die Frage, wer Gott und der Glaubenssache besser dient? Ein Mensch der eine Glaubensmeinung einfach ungeprüft übernimmt, ein Mitläufer, oder ein Mensch, der über die Bedeutung der Glaubensinhalte nachdenkt und sich den Weg erarbeitet, und danach handelt, damit dann wirklich von gelebtem, lebendigem Glauben gesprochen werden kann.

Ein Beispiel dafür wie Bibelstellen ausgelegt und von den „Gläubigen" wohlmeinend aufgenommen werden, ist die Zahl 144.000 aus der Johannes-Apokalypse. Es ist die Anzahl der „Gerechten" die gerettet werden sollen, wenn die Erde sich schüttelt. Das müßte stutzig machen, was die Zahl meint. Aber nein, es wird inoffiziell abgezählt, ob man dazugehört. Da die Bibel mit Bildern und Symbolen arbeitet und Jesus häufig in Gleichnissen sprach, so wäre es schwer nachzuvollziehen, wenn die 144.000 eine absolute Zahl darstellen würde. Diese Zahl hat, wie viele andere Zahlen in der Bibel, Symbolcharakter und es können mehr oder weniger als 144.000 Menschen damit gemeint sein. Ich glaube eher mehr, da in verschiedenen Prophezeiungen von ca. 1/3 Überlebenden gesprochen wird. Das sind bei der heutigen Weltbevölkerung ca. 2 Milliarden. Hinzu kommt noch, daß diese Zahl eine allgemeine Symbolik hat und nicht sicher auf die jetzige Zeitwirrnis mit ihrer möglichen apokalyptischen Entwicklung allein bezogen werden kann. 144.000 setzt sich in ihrer kabbalistischen Bedeutung u. a. aus 12 x 12 x 1000 zusammen. Damit sind die 12 aktiven und 12 passiven Erfahrungsebenen gemeint, die der Mensch erleben und integrieren soll. Eine mögliche Interpretation der 12 Ebenen finden wir z. B. bei den 12 Tierkreiszeichen der Astrologie. Hier wirken die Kräfte die der Mensch entweder...

1. ...aktiv ergreifen kann um aus seinem Los bzw. Schicksal seinen Weg zu finden, bewußt und tatkräftig. **oder**
2. ...passiv erfährt, indem die „Unbill" des Schicksals einwirkt, solange bis die Kräfte zum aktiven Handeln wieder erwachen.

Die Zahl 1000 repräsentiert mit ihren 3 Nullen die Eckpunkte des göttlichen Dreiecks, als Hinweiß auf die 3 Zeitqualitäten Vergangenheit, Gegenwart und Zukunft. In der Mitte stehend weißt uns die „1" auf die Einheit hin, die alles beinhaltet und zu der der Mensch zurückfinden soll, zurückfinden aus dem Raum/Zeit-Kontinuum unseres materiellen Daseins, also aus dem Vergänglichen hin zum ewigen Geist Gottes. Die Quersumme von 144 ergibt 9 und steht für die Vollendung. Wie wir alle unschwer erkennen können, sind die Chancen, daß wir menschheitsgeschichtlich kurz vor der Vollendung stehen eher schlecht und so dürfen wir annehmen, daß das jetzige Weltgeschehen, falls es apokalyptische Ausmaße annehmen sollte, eben nur eine Etappe ist auf dem Entwicklungsweg des Menschen hin zum Licht.

Wer diesen Weg bewußt gehen will, findet in der symbolischen Aussage der 144.000 alle Erfahrungsebenen in denen er sich täglich bewähren kann. Es sind die Herausforderungen ob wir uns abkapseln oder auf den anderen zugehen, ob wir des anderen Leid ignorieren oder helfen, ob wir der Wirklichkeit oder der Verdrängung Raum geben, ob wir zuhören können oder ungeduldig nur Eigenes im Sinn haben, ob Kinder wieder Vorrang bekommen, ob Freude und Lachen wieder Einzug halten oder dunkle Gedanken gepflegt werden, ob wir Dinge mit uns tun lassen, die uns erniedrigen und ausbeuten, oder ob wir uns klar präsentieren, ob Schwächere ausgenützt und Mächtige hofiert werden, oder ob wir authentisch und integer sind, ob wir die Wahrheit finden wollen, oder Lügen hinnehmen, ob Beten nur Sprechen bleibt oder Handlungen folgen. Ob aktiv oder passiv, wir haben immer wieder mit unserem Nächsten zu tun. Natürlich sind wir weder perfekt noch heilig und wir machen Fehler. Doch wenn wir Christus und seinen Weg wirklich wieder entdecken wollen, dann finden wir „Ihn" nicht nur in der persönlichen Zurückgezogenheit, sondern vor allem in den Menschen, die er jeden Tag vor uns stellt.

„Jedem tiefen Naturforscher muß eine Art religiösen Gefühls naheliegen, weil er sich nicht vorzustellen vermag, daß die ungemein feinen Zusammenhänge, die er erschaut, von ihm zum erstenmal gedacht werden. Im unbegreiflichen Weltall offenbart sich eine grenzenlos überlegene Vernunft. – Die gängige Vorstellung, ich sei Atheist, beruht auf einem großen Irrtum. Wer sie aus meinen wissenschaftlichen Theorien herausliest, hat sie kaum begriffen."

Albert Einstein (1879 - 1955)
Begründer der Relativitätstheorie; Nobelpreis 1921.

„Die Entstehung des Lebens auf der Erde mit dem Zufall erklären heißt, von der Explosion einer Druckerei das Zustandekommen eines Lexikons zu erwarten."

Prof. Edwin Couklin (1863 - 1952)
amerikanischer Biologe

Gedanken um den Tod

Meine Gedanken zu diesem Thema waren schon formuliert, als ich auf den nun folgenden Beitrag von Dr. med. Klaus Mohr aufmerksam wurde, dessen Worte ich nicht hätte besser wählen können. Abdruck mit freundlicher Genehmigung der Reform-Rundschau.

Vom Tod zum Leben

„Allein der Tod gibt den Handlungen des Lebens Sinn und entreißt sie einer langweiligen Beliebigkeit."

M. Heidegger

„Herr, lehre uns, unser Sterben anzunehmen, damit wir gut leben: Die Weisheit des Psalmisten ist längst vergessen worden. Leben wurde mit Jugend, Fitneß und Erfolg gleichgesetzt. Das Altern, die Reifezeit des Lebens, wird da schon zur Bedrohung, zur unerträglichen Last ohne Perspektive, und in der Medizin wird der Tod zum Mißerfolg unzureichend angewendeter Wissenschaft bzw. individuellem, persönlichen Versagen.

Längst vorbei sind die Zeiten, als die Ars moriendi des Mittelalters, die Kunst des Sterbens, genauso wichtig wie die Kunst des Lebens war. Inzwischen sind beide Künste verkümmert, sind armselig geworden.

Der Konsum, das Festhalten an äußeren Gütern, wurde zum Ersatz für das wirkliche Leben. Und der Tod wurde tabuisiert und verdrängt, einsam hinter Wandschirmen oder in Abstellräumen. Es ist sicher kein Zufall, daß mit der Kunst des Sterbens auch die Kunst des Lebens verlorenging. *„Im Mittelalter war das Sterben eine einfache, selbstverständliche Angelegenheit ohne Furcht und Dramatik"* (R. Winau). Heute ist die Selbstverständlichkeit des eigenen Sterbens nicht mehr nachvollziehbar. Dafür werden die Umwelt und die Zukunft, aber auch die Gegenwart des Lebens vergiftet. Weil wir nicht sterben wollen (oder nicht zu können meinen), zerstören wir das Leben in unserer Umwelt – und vergiften das Leben in uns selber. Damit zerstören wir aber auch unseren Lebenssinn. **Wenn wir in unserem Leben keinen Sinn mehr sehen können, haben wir tatsächlich allen Grund, den Tod zu fürchten.**

Selbstmord aus Angst vor dem Tod? Manches Verhalten und manche Freizeitbeschäftigung in unserer Gesellschaft (z. B. das Autorennen, auch auf bundesdeutschen Straßen) erinnern daran.

Der Psychoanalytiker Prof. M. Pohlen, einer meiner akademischen Lehrer, hat dazu festgestellt: *„Die Angst vor dem Tod scheint ... nichts als die Angst vor dem Leben zu sein: Sie ist die Angst, nicht leben zu können."*

Gut leben im Zeitalter der Todesverdrängung
Herr, lehre uns das Sterben, damit wir gut leben, hat der Psalmist gebetet. Unser Zeitalter versucht das umgekehrte: „Gut zu leben", indem wir das Sterben verdrängen – das Sterben auf andere verschieben. Offensichtlich geht es hier um zwei grundverschiedene Arten des guten Lebens. Das eine Leben (des Psalmisten) ist harmonisch in den Strom des weitergehenden (ewigen) Lebens eingefügt, in der tröstlichen Gewißheit: das Leben wird **gut** weitergehen, über die individuelle Existenz hinaus. Diese Gewißheit bestand bis zum Mittelalter. Auch diese Menschen liebten ihr Leben, im

integralen Zusammenhang, im Vertrauen auf die göttliche Ordnung.

Dann begann die Neuzeit mit ihrer Wertschätzung des **eigenen** Lebens, das über alles andere und weitere bestehen sollte. **Für die Erhaltung des eigenen Lebens wurde die Zerstörung der Umwelt bzw. anderer Lebewesen gnadenlos in Kauf genommen.** Und – unbewußt – sogar die Zerstörung des eigenen Lebens selber: durch Mißgunst, Hetze, Vorwurfshaltung, Wettbewerb und Konkurrenzdruck.

Das „gute" Leben wurde nunmehr gleichgesetzt mit **Haben:** mit **Besitz und Konsum** – und mit der erforderlichen **Jugendlichkeit,** um das Haben total genießen zu können. Werbung und Medien propagierten den **Jugendkult.** Die Medizin wurde zum **Erfüllungsgehilfen** phantasiert, der mit immer weiter vorangetriebener Forschung kaum weniger als das ewige Leben ermöglichen sollte, fit und jugendlich. Krankheit und Tod, oder nur das Altern, mußten da schon als Mißerfolg bzw. als Versagen gelten. Nachdem die utopischen Erwartungen der Zivilisationsgesellschaft sich nicht erfüllen konnten, wurde die Medizin zum Prügelknaben der Nation. Da jeder von uns täglich die Zeichen des Alterns an sich selber sieht, **muß er unvermeidlich verzweifeln, solange Altern und Tod als Versagen** bzw. Katastrophe gelten. Das „gute" Leben in unserem Zeitalter ist in der Wirklichkeit armselig, da es die Realität von Altern und Tod tabuisiert – und deswegen **keine gute Perspektive** hat. Alle die Ängste, Depressionen und andere Neurosen haben eine Wurzel **in der Verdrängung des Todes.** All die blinden Umweltzerstörungen und andere Wahnsinnstaten gleichen einer **Art kollektiven Selbstmordes aus Angst vor dem Tod.**

Die Befreiung zum Leben – die Lösung

Bezeichnenderweise gelten in unserer Zeit alte Wahrheiten nicht mehr viel. Sie werden als unglaubwürdig, überholt oder schlicht als unwahr verachtet. Auch dies ist ein Symptom für den Jugendlichkeitswahn. Vor allem in der medizinischen Wissenschaft, gerade aber auch bei Zulassungsbehörden für Arzneimittel, werden Erkenntnisse, die älter als 10 bis 20 Jahre sind, oft als Irrtümer von gestern abgetan. Nur Untersuchungsergebnisse im Kindes- und Jugendalter gelten als überzeugend. Derartige **Ehrfurchtslosigkeit vor altem Wissen** mündet in die Verirrung unseres Zeitalters.

Die Befreiung zum Leben muß andere, bessere Wege gehen: vom Schein zum Sein, vom Wahn zur Wirklichkeit, von der Verdrängung zur Wahrheit und von der Tradition in die Zukunft.

Die Befreiung zum Leben muß die Weisheit der Alten wieder respektieren, annehmen – und anwenden. Nur auf dieser Basis ist konstruktive Weiterentwicklung möglich: gutes Leben und Zukunft.

Herr, lehre uns, unsere Tage zu zählen, damit wir ein weises Herz gewinnen, hat der Psalmist zu beten empfohlen. Herr, lehre uns, unser Sterben anzunehmen, damit wir gut leben lernen.
Lernen wir, unser Leben von seinem körperlichen Ende her anzunehmen und zu lieben, **anstatt in jugendlicher Unreife zu vergreisen,** anstatt uns am Haben und Zerstören festzuhalten, festzukrallen, mit blutigen Fingern. Gehen wir gelassen in den ewigen Kreislauf von Werden und Vergehen, von Geburt und Sterben. Erleben wir bewußt den Rhythmus von Absterben und Neuwerden in unserer eigenen körperlichen Existenz.
Genießen wir den Frieden und das Glück im Sein, in diesem großen Kreislauf, indem wir sanft, ohne Gewalt mitgehen, immer weiter, verantwortlich, liebevoll und bewußt.
Ob wir leben oder sterben, sind wir doch dabei.

„Wir verlangen, das Leben müsse einen Sinn haben.
Aber es hat nur genausoviel Sinn, wie wir ihm geben".

H. Hesse(3)

Soweit Dr. Mohr in der Reform-Rundschau 11/96 (in Reformhäusern). Seine monatlichen Leitartikel darin, sind sehr lehrreich und liebevoll geschrieben. Liebe Leser, was Dr. Mohr hier schreibt, läßt ahnen, was in der Kinder- und Erwachsenenbildung dringend eingeführt gehört. Wir haben viel Schulwissen, doch das „Wesen-tliche" des Lebens, das Fließende, sich ständig Verändernde, die Lebensgesetze werden uns heute nicht mehr vermittelt. Wir lernen, indem wir uns mit etwas beschäftigen oder ein Lehrer uns zum Erkennen führt. Was wir nicht kennen oder einschätzen können, erzeugt in letzter Konsequenz Angst, wenn wir damit konfrontiert werden.
Und was wissen wir vom Tod? Leben heißt heute „schnell, viel und alles auf einmal". In solcher Lebensdichte hat Bruder Tod keinen Platz. Kommt er dann doch, so ist er unser Freund, den wir nur als Feind einstufen, da wir uns im Leben nicht die Zeit genommen haben, ihn kennenzulernen. An dieser Stelle kann ich Ihnen keinen Schnellkurs anbieten. Gott sei Dank.
Die langjährigen Erfahrungen eines Mannes an Kranken- und Sterbebetten wird Ihnen aber – so hoffe ich – zumindest ein Stück weiterhelfen. Anton Latz schreibt in seinem Buch „Bewußt leben, bewußt sterben" (leider vergriffen):

„Gerade in einer Zeit, in der klinisch Tote wieder reanimiert werden, in dieses Leben zurückgeholt werden, hier auf der Erde, haben wir einen Beweis für ein Weiterleben nach dem Tode. Wenn man erlebt, wie eine von Geburt an blinde Frau, die noch nie in ihrem Leben eine Farbe sehen konnte, nach einem Herzstillstand reanimiert wird und uns genau sagen kann, was sie alles während des klinischen Todes sehen konnte, dann beginnt man zu denken! Wenn diese blinde Frau nachher sagen kann, welchen Anzug der Arzt unter seinem Kittel trug, welchen Schmuck die Schwester am Arm

trug, ja, was wir gedacht hatten, während wir sie zurückholten ins Leben, dann beginnt man zu grübeln. Wenn ein kleines Kind, 5 Jahre alt, bei einem Autounfall lebensgefährlich verletzt wird und klinisch tot eingeliefert wird, uns später erzählt, nach Wochen, weil sie Angst hatte, mit einem darüber zu reden, wo sie war, das herrliche Licht beschreibt, in welches es hineingeschaut habe, heller als die Sonne und was nicht blendet; die herrlichen Farben und die wunderschöne Musik beschreibt und dem Vater sagt, sein Brüderchen habe es bei der Hand genommen und ihm gesagt, es könne noch nicht dort bleiben, dann begreift man das Wunderbare. Wenn das Kind dann weint und sagt: »Papa, ist das nicht blöd, ich habe doch kein Brüderchen gehabt«, und der Vater dann dem Kind beichten muß, daß vor ihm ein Brüderchen da war, welches bei der Geburt starb, so waren dies keine Träume, können keine gewesen sein.
Wenn bei einem Autounfall eine Frau schwer verletzt auf der Straße liegt und als die Helfer kommen, ruhig lächelnd sagt: »Vielen Dank, Sie brauchen mir nicht zu helfen, mein Vater ist schon hier«, obwohl weit und breit kein Vater zu sehen ist, so läßt uns ein solches Erlebnis in eine höhere Dimension schauen. Nachforschungen ergaben, daß der besagte Vater schon 10 Jahre tot war!
In der Sterbestunde werden wir von unseren Lieben, die uns vorausgegangen sind, abgeholt und hinübergeleitet. Wie eine Mutter ihr Kind am ersten Schultag an die Hand nimmt und zur Schule bringt, eben weil das Kind Angst hat. Am zweiten Tag geht das Kind ohne Angst allein zur Schule. Genau so werden wir abgeholt in die Ewigkeit, weil uns soviel Angst vor dem Tode gemacht wird! Wie oft habe ich an Sterbebetten gesessen. Plötzlich öffneten die Sterbenden die Augen, lächelten in eine Ecke des Zimmers und sagten: »Ja, Mutter, ich komme mit!« Sekunden später waren sie nicht mehr bei uns. Außer mir war niemand im Zimmer, niemand stand in einer Ecke!
Alle, die klinisch tot waren, berichten übereinstimmend, daß ihre Seele aus dem Körper getreten sei, sie gleichsam von höherer Warte aus betrachteten, wie man sich um ihren Körper bemühte. Alle sahen das helle Licht, welches nicht blendet, dieses wohltuende Licht! Menschen mit amputierten Gliedmaßen sahen sich mit ihren sämtlichen gesunden Gliedmaßen. Wie heißt es in der Bibel: »Blinde sehen, Lahme gehen, kein Auge hat es je gesehn, kein Ohr je gehört!« Alle die an der Schwelle zur Ewigkeit standen, die einmal einen Blick in dieses Licht geworfen haben, sie alle haben von dieser Sekunde keine Angst mehr vor dem Tode, leben bewußter. Aber muß man denn erst sterben, um die Angst vor dem Tode zu verlieren? Hat uns oft Ungläubigen der Schöpfer damit nicht einen Beweis gegeben, wohin die Reise geht, wenn wir an den Tod denken?
Erfülltes, bewußtes Leben bringt ein bewußtes Sterben. Ein Sterben ohne Lügen am Sterbebett. Man fühlt sich geborgen und eingebettet in die Liebe und Güte Gottes!

Wir müssen also umdenken, müssen uns freimachen von eingetrichterten Ängsten. Den Tod müssen wir lieben lernen, wie wir das Leben lieben! Wer sein Leben lebt in Liebe zum Nächsten, wer nicht nur an sich denkt, sondern auch an andere, der braucht sich vor nichts zu fürchten! Der Stachel des Todes ist genommen, wenn man dies alles erkannt hat und danach lebt.
Damit sollte jeder schon heute beginnen, denn heute kann der letzte Tag unseres Lebens sein. Bei Gott geht niemand verloren, auch die nicht, die wir hier auf Erden schon verurteilen. Gott ist die Liebe!
Mit diesem Wunsch im Herzen sollten wir jeden Tag neu beginnen und die Hilfe aus der geistigen Welt wird uns dazu gegeben.
Unsere Liebe, die wir in unserem Leben schenken, wird immer bestehen bleiben. Wer Liebe schenkt, wird niemals tot sein! Abschließend wünsche ich jedem von ganzem Herzen, daß er die Kraft findet, den wahren Sinn seines Lebens und Sterbens zu erkennen. Jeder sollte sein Lächeln wieder entdecken; mit der Liebe nicht geizig sein. Mit meinen guten Gedanken bin ich Ihnen allen nahe."

Dies sind Worte eines Mannes, der Sterbebegleitung als Gnade erfahren hat. Menschen, die Sterbebegleitung machen „durften" oder dies beruflich bzw. ehrenamtlich tun, haben keine Angst mehr vor dem Tod. Man kann auch Aussagen hören wie: „Ich kann gar nicht verstehen, vor was ich früher alles Angst hatte."
Sterbende müssen unbedingt aus ihrer Isolation herausgeführt werden, müssen wissen, daß Menschen da sind, die ihnen zuhören und sie nicht belügen. Beachten Sie aber bitte dazu noch folgende Erfahrung von Anton Latz:
„Wenn man zu einem Schwerkranken aufs Zimmer kommt und der ergreift unsere Hand mit seinen beiden Händen und hält uns fest, so ist der Tod bei diesem Schwerkranken nicht mehr fern. Die Kraftlosigkeit läßt ihn alles anfassen und festhalten, um daraus Kraft zu ziehen. Oft beobachtet man Schwerkranke, die mit den Fingern an der Bettdecke fummeln. Nesteln nennt man dies. Sie wollen sogar aus der Bettdecke Kraft ziehen. Als Besucher merkt man auch, daß es einen selbst schwächt, wenn man längere Zeit bei einem Schwerkranken und Sterbenden sitzt. Man spürt förmlich, wie man an seiner eigenen Kraft angezapft wird. Stellen Sie sich vor ein Sterbezimmer, wenn Besucher hineingehen. Es dauert keine Viertelstunde, dann kommen sie wieder heraus, bleich, nach Luft ringend, obwohl im Sterbezimmer das Fenster offen steht. Dann fragen Sie die Besucher einmal, weshalb sie schon herauskommen. »Da bekomme ich keine Luft; da wird mir schlecht!« hören Sie dann. Dies ist alles ein geistiges Phänomen. So habe ich auch festgestellt, daß das Sterben länger dauert, je mehr Besucher im Sterbezimmer sind. Der Sterbende zapft sie alle an!
Jeder Sterbende wird sinnlos gegen den Tod ankämpfen. Es kommt der Zeitpunkt, da endet in ihm die Hoffnung auf Genesung, auch wenn ihm noch

soviel Besserung eingeredet wird. Dann braucht der Sterbende einen Menschen, der ihn anhört, der ihm nicht widerspricht, wenn er bekennt, den Tod zu fühlen! Doch wer hat dazu den Mut? Welcher Arzt? Welcher Pfarrer? Welche Schwester und welcher Pfleger? Ist das geschäftige Getue in einem Sterbezimmer nicht eher dazu angetan, die Angst und Unsicherheit vor dem Tode noch zu schüren, anstatt sie abzuwenden?
Der Sterbende hat doch ein Recht auf die Wahrheit! Er fährt doch nicht mal eben ein paar Wochen in Urlaub, er geht doch in die Ewigkeit!
Im Sterbezimmer wird das Sterben mit Schweigen gleichgesetzt. Reden befreit und Schweigen bringt Angst!“ [(4)]

Wenn der Tod dann eingetreten ist, beginnt die Totenwache von 3 1/2 Tagen. Dies hat einen tiefen Sinn, es ist weder willkürlich noch Aberglaube. Diese Zeit benötigen die nichtstofflichen Körper wie Ätherleib, Astralleib usw. um sich vom physischen Körper zu lösen.
Begleiten Sie diesen Prozeß mit Gebet und dem Lesen des Johannes-Evangeliums, und der Psalmen 34 - 36. In diesem Evangelium sind wichtige Elemente enthalten, die der Seele helfen, sich in der anderen Welt zurechtzufinden. Es ist gut, wenn Sie sich mit jemandem abwechseln können oder es zusammen machen. Damit es nicht zu sehr anstrengt, lesen Sie abwechselnd laut und leise, die Gedanken reichen schon. Eine Pause ist wichtig, wenn es zu kräftezehrend wird. Es ist auch kaum mehr bekannt, das kommende und gehende Seelen (Säuglinge und Sterbende bzw. Gestorbene) sehr gut über die Tonwelt zu erreichen sind.
Der Säugling wird noch über instinktives Singen oder Summen der Mutter beruhigt. Die Seele kommt ja aus der Sphärenmusik. (Das Universum singt! Dies ist durch Wissenschaftler längst nachgewiesen, z. B. Atomharmonik) So ist es, glaube ich, auch verständlich, daß es einer gehenden Seele leichter fällt, wenn sie zwischendurch mit weichem, melodischem Summen (nicht monoton) oder leisem Singen begleitet wird.
Je mehr Menschen auf diese Weise hinübergeleitet werden, um so mehr positive Unterstützung erfahren wir aus der geistigen Welt, was für die Zukunft, als Vorsorge, von eminenter Bedeutung ist.

„Sich dem Leben stellen, heißt
sich dem Tod stellen können.“

Sich dem Leben zu stellen bedeutet **nicht** vorrangig Erfolg im Sinne von Karriere und materieller Sicherheit. Ganz im Gegenteil, es meint die Begegnung von Mensch zu Mensch, das Erleben des „Du“ in seiner ganzen Breite und Tiefe von Liebe, Schmerz, Anteilnahme, Glück, dem Verstehen von Unzulänglichkeiten, von Strenge und Vergebung und dem Begreifen, daß der Mensch ständig im Werden ist, auch noch in seiner letzten Minute.

Dreitägige Finsternis (Verhaltensvorschläge)

Die drei finsteren Tage sind das Ereignis, welches in fast allen wichtigen Prophezeiungen erwähnt wird. Was genau passieren wird, ist spekulativ und auch nicht wichtig. Entscheidend ist die Aussage, daß im Freien kaum Überlebenschancen bestehen.

Dazu eine Schauung von *Alois Irlmaier* aus dem Buch von Anton Angerer „Das steht der Welt noch bevor", Mediatrix Verlag:
„Dann bricht der Hagelschlag aus mit Blitz und Donner, und ein Erdbeben schüttelt die Erde. Dann geh nicht hinaus aus dem Haus! Die Lichter brennen nicht, außer Kerzenlicht, der Strom hört auf. Wer den Staub einschnauft, kriegt einen Krampf und stirbt. Macht die Fenster nicht auf! Häng sie mit schwarzem Papier zu! Alle offenen Wasser werden giftig und alle offenen Speisen, die nicht in verschlossenen Dosen sind. Auch keine Speise in Gläsern, die halten es nicht ab (Anm. des Verfassers: Dürfte für Schutzräume nicht gelten). Draußen geht der Staubtod um, es sterben sehr viele Menschen. Nach 72 Stunden ist alles vorbei. Aber noch einmal sage ich es: Geh nicht hinaus, laß geweihte Kerzen oder den Wachsstock brennen. Und betet! Über Nacht sterben mehr Menschen als in 2 Weltkriegen. Kauf ein paar verlötete Blechdosen mit Reis und Hülsenfrüchten. Brot und Mehl hält sich, Feuchtes verdirbt, wie Fleisch, außer in blechernen Konservendosen. Wasser aus der Leitung ist genießbar, nicht aber Milch. Die Flüsse werden so wenig Wasser haben, daß man durchgehen kann. Das Vieh fällt um, das Gras wird gelb und dürr. Die toten Menschen werden ganz gelb und schwarz. Der Wind treibt die Todeswolken nach Osten ab."

Schutzmaßnahmen
Verhaltensvorschläge zu Beginn und während der „dreitätigen Finsternis".
Im Verlauf dieses Ereignisses wird ein „Feuerregen" vom Himmel fallen, eine „Feuergeißel" die verdorbene Menschheit züchtigen. (In mehreren Weissagungen erwähnt.)
Schutzmaßnahmen: Allgemeiner Art:

- Alle Menschen sollten bei Einbruch der Finsternis Zuflucht in festen Unterkünften suchen, (vorher aufgesuchte Wälder sind unbedingt zu verlassen!)
- Wegen Erdbeben- und Einsturzgefahr nach Möglichkeit erdbebensichere Schutzräume aufsuchen.
- Während des Bebens unter Türrahmen stellen, Kleinkinder unter stabile Küchentische stecken, weg von den Außenmauern!

- Bei noch intakten Räumen Türen schließen, Fenster verdunkeln, Ritze durch Klebeband oder sonstiges Material abdichten.
- Keinesfalls während der Finsternis (72 Stunden lang) aus Neugierde aus dem Fenster schauen.
- Zu Hysterie neigende Personen in anderen Räumen unterbringen oder durch Medikamente ruhigstellen.
- In den Räumen unnötige Bewegung vermeiden (Sauerstoff sparen).
- Für Kleinkinder Spielzeug mit in die Aufenthaltsräume nehmen.
- Nottoiletten einrichten (Plastikeimer mit Torf). Lebensmittel (vorher gekochte Pellkartoffeln u. a.) möglichst in verschließbaren Blechdosen aufbewahren!
- Als Getränk Wasser in Schraubflaschen oder Leitungswasser (soweit noch verfügbar) in Plastikkanistern (Campingformat) aufbewahren.
- Während der Finsternis keine Milch oder Milchprodukte verzehren. Diese absorbieren die Radioaktivität der Luft, fürchterliche Magenkrämpfe und u. U. der Tod wären die Folge. (Irlmaier, Wudy) Batterien für Radio und Taschenlampen.
- Wichtig: Mit der Lebensmittelauswahl und Bevorratung für die Notzeit müßte bereits jetzt begonnen werden!!

Das Wichtigste

Maßnahmen religiöser Art: Daß die „dreitägige Finsternis“ ein übernatürliches, göttliches Ereignis ist, wird dann auch dem letzen und verstocktesten Atheisten klar. Es wird in dieser Zeit bei allen noch lebenden Menschen ein steigendes Bedürfnis sein, Gott im Gebet um Verzeihung und um Hilfe zu bitten. Dieses Verlangen könnte durch folgende Maßnahmen unterstützt werden: Ein Hauskreuz mit in den Schutzraum nehmen und aufhängen, davor eine geweihte Kerze anzünden und gemeinsam beten. Am besten eignet sich hierzu das Rosenkranzgebet! Es ist das kirchliche Sturmgebet in Notzeiten.

Weitere Auszüge aus Prophezeiungen

Nach Franz Kugelbeer: Ein Kreuz erscheint am Himmel. Das ist das Ende der Finsternis. Die Erde ist ein Leichenfeld wie eine Wüste. Die Menschen kommen ganz erschrocken aus den Häusern. Die Leichen werden auf Wagen gesammelt und in Massengräbern beerdigt. Es fahren weder Eisenbahn noch Schiffe, noch Autos in der ersten Zeit. Die Fabriken liegen still, das rasende Tempo hat aufgehört. (Stocker, Band 1)

Ein Priester aus der Nähe von Salzburg: Schließlich wird auch die Läuterung mit dem glühenden Messer ein Ende finden. Ein leuchtendes Kreuz am Himmel wird alle Verängstigten aufschauen lassen. Wenn dann die Sonne über der gepeinigten Erde wieder aufgeht und der Todesstaub hinweggeweht ist, wird sich die Landschaft sehr verändert haben. Und die Überlebenden werden glauben, sie allein seien verschont. Der schwere Schock der jüngsten Ereignisse wird allen heilsam in den Gliedern sitzen, und die frühere Gottvergessenheit hat aufgehört. (W. J. Bekh – „Am Vorabend der Finsternis“ S. 114)

Trotz Naturkatastrophen, Krieg oder dreitägiger Finsternis weiß derjenige, der sich mit der Bibel oder mit Prophezeiungen beschäftigt, daß die Menschheit überleben wird. Trotz Not und Tod wird die Lage, so glaube ich, in Gebieten mit wenig Menschenverlusten einigermaßen stabil bleiben, soweit sich das Wasser- und Nahrungsproblem einigermaßen lösen läßt.

Sichere Gebiete

Nach langen Überlegungen ist nun doch der Entschluß gefallen, das Thema der „Sicheren Gebiete“ mit abzuhandeln. Die anfänglichen Bedenken, daß dadurch eine einseitige Priorität zur Rettung des rein materiell-körperlichen gesetzt würde, haben anderen Überlegungen Platz gemacht.

Bei diesem speziellen Thema ist der Leserkreis eben auch ein Spezieller. Die Informationsbereitstellung hat deswegen Priorität und da gehören geographische Betrachtungen eben dazu. Dies soll jenen Menschen als Werkzeug dienen, die auch die innere Aufforderung verspüren (innere Stimme), etwas in die eine oder andere Richtung zu tun. Nennen sie es Vorsehung oder innere Wachsamkeit. Dazu zwei Beispiele:

1. Als Anfang der 80er Jahre in Nordamerika/Kanada einem Bergriesen (Mount Helens) durch einen Vulkanausbruch seine Spitze abgesprengt wurde, kamen in dieser Gegend ansässige weiße Siedler/Farmer ums Leben bzw. zu Schaden. Die Asche wurde über die oberen Luftschichten sogar bis Europa getragen. Die Ureinwohner der Gegend hatten schon Wochen vorher diesen Bereich verlassen. Sie hatten die Weißen gewarnt, wurden aber nur belächelt.

2. Interessanterweise waren und sind die höchsten Stornoquoten und Umbuchungen bei Flugzeugen zu verzeichnen, die dann abgestürzt sind. Auch versäumten Menschen den Flug durch höhere Gewalt oder andere unerklärliche Zufälle.

Solche Zusammenhänge finden sie in allen Bereichen der Unfall- und Katastrophenszene. Die leisen Hinweise gibt es, glaube ich, für jeden Menschen. Der Volksmund spricht vom sechsten Sinn, wenn wir das Anklopfen unserer unsichtbaren Helfer wahrnehmen. Hier nun, was sichere Gebiete betrifft, nur vom Kopf her eine Entscheidung treffen zu wollen, könnte Übermenschliches verlangen. Warum nicht gleich sich dorthin wenden, was über dem Menschen ist, und um höhere Führung bitten. Ihr Empfinden wird ihnen einen guten Weg weisen!

Für die heikle Betrachtung der sicheren Gebiete habe ich meinen Autorenkollegen Stephan Berndt gewinnen können, der über 250 Prophezeihungen mit seinem Computerprogramm verglichen hat.

Die Suche nach sicheren Gebieten

Die folgende Abhandlung basiert in weiten Bereichen auf Angaben aus dem Buch „Prophezeiungen zur Zukunft Europas“ vom G.Reichel Verlag in Weilersbach. Dieses Buch ist zum Verständnis der folgenden Abhandlung nicht zwingend erforderlich, wird jedoch im Falle eingehenderen Interesses ausdrücklich empfohlen (Neuauflage: „Prophezeiungen – Alte Nachricht in neuer Zeit“).

So, wie in der Vergangenheit bei Kriegen und Katastrophen bestimmte Gebiete in unterschiedlichem Maße betroffen wurden, so wäre dies auch bei den zur Jahrtausendwende prophezeiten Katastrophen zu erwarten. Nicht jeder Fleck würde überflutet werden, nicht überall wäre Krieg.

Nur die Dreitägige Finsternis wäre nach dem gegenwärtigen Material weltweit zu erwarten. D.h. weltweit wäre mit einer Vergiftung der Luft zu rechnen – aber ebenso wäre auch damit zu rechnen, daß man innerhalb geschlossener Räume sicher ist, vor den tödlichen Giftgasen.
(z.B. nach Irlmaier (1959), dem Lied der Linde (um 1900), Pater Pio (1968), Anna Maria Taigi (1837), Marie Julie Jahenny (1941)).

Sichere Gebiete wären den Prophezeiungen nach also diejenigen Gebiete, in denen nichts passiert, „außer“ einer Vergiftung der freien Luft. Also auch in sogenannten „sicheren Gebieten“ wäre mit zahlreichen Todesopfern zu rechnen – den Quellen nach mit etwa einem Drittel der Bevölkerung. Dieses Drittel wäre logischerweise tendenziell dort zu vermuten, wo keine Vorbereitungen hinsichtlich der Dreitägigen Finsternis getroffen wurden.

Abgesehen von der Luftverseuchung lassen sich die für Europa vorhergesagten Katastrophen unter folgenden Punkten zusammenfassen:

1. Überflutungen*	2. Impakte **1***	3. Krieg **2***
4. Bürgerkrieg **3**	5. Hunger	6. Seuchen
7. Erdbeben	8. Vulkanausbrüche	9. Stürme

Nur bei den mit * gekennzeichneten Punkten ist meine gegenwärtige Datengrundlage so tief, daß der Versuch einer geographischen Eingrenzung sinnvoll erscheint.

1 Einschlag eines Asteroiden oder Kometen auf die Erdoberfläche.
2 militärische Auseinandersetzung zwischen Staaten
3 hier keine regulär kämpfenden Armeen mit klaren Fronten, sondern eher eine Art allgemeiner Anarchie

Bei den anderen Punkten (Bürgerkrieg, Hunger, Seuchen, Erdbeben, Vulkanausbrüche und Stürme) gibt es zwar einzelne Vorhersagen (z.B. bzgl. Erdbeben) zu bestimmten Orten, jedoch könnten diese Ereignisse durchaus auch an Orten stattfinden, zu denen es derzeit keine spezielle Vorhersagen gibt. So wäre z.B. in weit mehr als den nur sporadisch konkret benannten Gebieten mit Plünderungen zu rechnen. Vorhergesagte Plünderungen im deutschen Alpenvorland lassen beispielsweise nichts Gutes vermuten. Ebenso gilt dies für ärmere oder noch dichter besiedelte Gebiete Deutschlands oder Mitteleuropas.

Bei diesen 9 „Risiken“ scheint mir soweit nur eine Eingrenzung über den gesunden Menschenverstand bzw. über nüchterne Überlegung angebracht. Bürgerkrieg, Hunger und Seuchen wären um so wahrscheinlicher, je größer die Bevölkerungsdichte ist. Diesen Gefahren wäre also tendenziell damit auszuweichen, daß man möglichst dünn besiedelte Gebiete aufsucht. Oft handelt es sich dabei um höher gelegene Gebiete.
Erdbeben und Vulkanausbrüche wären insbesondere dort zu vermuten, wo die Erde sowieso schon aktiv ist, bzw. wo (alte) Vulkane liegen. (z.B. in der Eifel, das bisherige seherische Material ist hier allerdings extrem dünn. Den Feldpostbriefen nach wären bemerkenswerterweise Vulkane im Chiemgau zu erwarten.)

Demgegenüber gibt es zum Thema Überflutungen, Impakt und Krieg ausreichend Prophezeiungen bzw. Seherschauungen, so daß hier zwischen tendenziell betroffenen und tendenziell nicht betroffenen Gebieten unterschieden werden kann. Allerdings kann niemand sagen, ob sich die Zukunft nach dem richten wird, was prophezeit ist. All diese Dinge können nur als Orientierung gewertet werden und sind keinesfalls eine absolute Wahrheit!
Die folgenden Ausführungen zeichnen also nicht das Bild der Zukunft, sondern geben lediglich Übereinstimmungen in den derzeit verfügbaren Prophezeiungen und Seherschauungen wieder.

Überflutungen

Weltweit wäre den Quellen nach mit der (oftmals mehrfachen) Überflutung sämtlicher Meeresküsten, Flußunterläufen großer Flüsse und Ufer großer Seen zu rechnen. Hierbei wäre unbedingt zu beachten, daß die meisten Überflutungen ürplötzlich auftreten müßten, bzw. entsprechend beschrieben werden.

In Deutschland wäre mit einer kompletten Überflutung der Nord- und Ostseeküsten etwa im Bereich bis 30 Meter über Normal Null zu rechnen. Diese 30 Meter wären wohlgemerkt zumindest für einige Gebiete der kleinste gemeinsame Nenner. Es könnten auch leicht 50 Meter und mehr sein. Manche Quellen sagen sogar Überflutungen bis ca. 200 Meter über Normal Null voraus. Für Überflutungen von Gebieten deutlich über ca. 200 Meter findet sich demgegenüber bisher keine überzeugende Quellenbasis.

Hier ein Überblick über entsprechende Angaben der Quellen meiner Datenbasis.

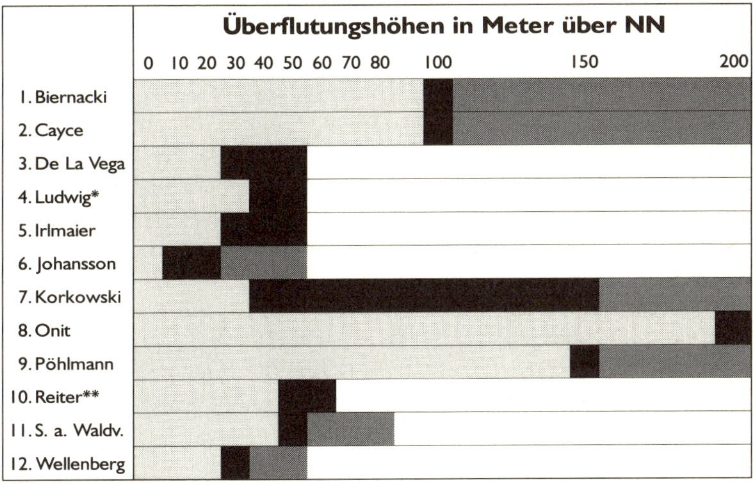

Anmerkungen zur Tabelle

= der Formulierung nach auch noch mögliche Auslegung

Die relativ ungenauen Angaben entsprechen den ungenauen Angaben der Quellen. Damit Sie obige Werte nachvollziehen können, folgt hier eine Aufstellung der entsprechenden Inhalte der Seherschauungen bzw. deren Aufzeichnung.

1.	**Biernacki**	alle Deutschen ertrinken (wohl nur in Norddeutschland)
2.	**Cayce**	„obere Teile" Europas verschwinden „in einem Augenblick"
3.	**De La Vega**	von Antwerpen bis Rügen
4.	**Ludwig***	Hannover wird Hafenstadt (ca. 50 m.ü.NN)
5.	**Irlmaier**	bis Berlin (30-50 m)
6.	**Johansson**	riesige Warenbestände im Hamburger Hafen vernichtet(20m?)
7.	**Korkowski**	Flutwelle von Nordsee bis Polen (ca. 40 bis 200 m.ü.NN)
8.	**Onit**	bis zum Erzgebirge (min. 150 m.ü.NN)
9.	**Pöhlmann**	etwa bis zur Hälfte Deutschlands (min. 150 m.ü.NN)
10.	**Reiter****	halber Meter Schlammablagerung zw. Uetze und Gifhorn
11.	**S.a.Waldv.**	bis zu 80 Meter
12.	**Wellenberg**	Deiche verschwindend klein gegenüber Flutwelle (30-50m?)

* Heilerin aus Hannover ** Quelle ist nur dem Autor bekannt

Impakte

Den Prophezeiungen nach wäre – wenn – dann mit einem oder mehreren kleinen Impakten (Einschlägen von Asteroiden oder Kometen) zu rechnen, deren Zerstörungspotential aber weit unterhalb vergangener Impakte läge (z.B. dem „Saurier-Impakt" vor 65 Mio. Jahren oder dem „Sintflut-Impakt(en)" vor rund 10.000 Jahren).
Auf Grund der gegenwärtigen zugänglichen Seherschauungen kann man vermuten, daß Teile des leuchtenden Himmelskörpers, der an der Erde vorbeizieht, herausbrechen und auf die Erde herabstürzen. Ein Einschlag des besagten Himmelskörpers auf der Erde indes ist nicht zu erwarten. Schlichtweg deshalb, weil er das Ende der Menschheit bedeuten würde. Doch das menschliche Leben soll (den Prophezeiungen nach) nach der Dreitägigen Finsternis weitergehen.

Es stellt sich somit die Frage, wo potentielle Teil-Stücke oder Splitter niedergehen sollen. Diese Frage läßt sich für mich nur schwer beantworten, da mir keine Quelle bekannt ist, die eindeutig einen Einschlagskrater beschreibt, oder gesehen hat. Die Seherschau eines Einschlagskraters wäre in sofern zu erwarten, als daß der Krater des Einschlages Jahrtausende lang sichtbar wäre. Es würde also irgendeine Zukunftsschau des betreffenden Gebietes ausreichen: Der Krater wäre immer zu sehen, ob nun im Jahre 2000, 2020, 2200 – oder wann immer.

Tatsächlich ist in den Feldpostbriefen (1914) von der Spur einer nicht weiter beschriebenen Naturkatastrophe in Süddeutschland die Rede:
„Am Schluß noch kommt Rußland und fällt über Deutschland her, wird aber zurückgeschlagen, weil die Natur eingreift, und da wird in Süddeutschland ein Platz sein, wo „das Ereignis" sein sollte, wo die Leute von der ganzen Welt hinreisen, zu schauen."

Was ist „das Ereignis“ ? Ein Vulkanausbruch? Nein – davon gibt es überall welche auf der Welt (auch, wenn hier mit „Welt“ nur Europa gemeint ist). Einen für jedermann erkennbaren Impaktkrater gibt es allerdings nirgendwo in Europa. Das wäre in der Tat eine Touristen-Attraktion. Vulkane – das am Rande – wären in diesem Zitat auch deshalb auszuschließen, weil in den Feldpostbriefen Vulkane in hinreichender Deutlichkeit für den Chiemgau vorhergesagt werden. („Berge speien Feuer“)

Im Hinblick auf andere Seher könnte man das Einschlagsgebiet in Süddeutschland (Feldpostbriefe) weiter eingrenzen auf Süddeutschland nördlich der Donau und östlich des Rheins.

In den Feldpostbriefen ist an anderer Stelle die Rede davon, daß „bis zu Donau und Inn alles dem Erdboden gleichgemacht wird ... von der Isar an wird den Leuten kein Leid mehr geschehen, und es wird nur Not und Elend herrschen.“ (wohl nicht nur durch Krieg). Bei Irlmaier heißt es (ind. Zitat): „Alles was sich nördlich der Donau befände, komme ums Leben.“

Unabhängig davon, was nun in Süddeutschland passiert, wäre es den Quellen nach um so wahrscheinlicher, daß im Raum Prag ein Teilstück des Himmelskörpers niedergeht, und Katastrophen verursacht, die sich sehr grob geschätzt mindestens 20 bis 30 km auf deutsches Gebiet auswirken, insbesondere im Süden.
Die Quelle De La Vega spricht vom „Zwillingsschicksal Prags und Frankfurts“ – was sich in etwa mit Angaben Irlmaiers deckt. Also ein kleiner Impakt auch in Frankfurt?
Wenn Sie auf eine Landkarte sehen, dann können Sie erkennen, daß Frankfurt und Prag auf dem selben Breitengrad liegen. Die Stadtzentren der beiden Städte liegen nur um wenige 100 Meter verschoben auf der selben geographischen Breite. Es ist folglich vorstellbar, daß ein in Ost-West-Richtung anfliegender Himmelskörper zerbricht und die Teilstücke diese beiden Städte treffen. (Der Himmelskörper wird durch die Erdanziehungskraft auseinandergerissen.)

Theoretisch könnte es so sein, daß die Bruchstücke – so wie 1907 im Tunguska-Tal in Sibirien – noch in der Luft explodieren, den Erdboden also nicht mehr erreichen, jedoch immer noch ungeheure Zerstörungen anrichten. Ein Krater und eine Verfinsterung des Einschlagsgebietes würden dann fehlen. Durch das Fehlen des Kraters ergäbe sich ein Szenario, welches dem einer Atomexplosion noch mehr ähneln würde – was eine gewisse Konfusionen bei den Sehern (ob nun Impakt oder Atombombe ?) verständlich machen würde.

Im Hinblick auf potentielle Impakte wären also zu meiden: Die deutschen und österreichischen Gebiete nördlich der Donau nahe der Tschechischen Grenze (20 - 30 km?) und möglicherweise Frankfurt plus näheres Umland (20 - 30 km?).

Krieg

Die Auswirkung des Krieges bzw. des Angriffes aus dem Osten, ließen sich – grob und von Ausnahmen abgesehen – auf die Gebiete östlich des Rheins und nördlich der Donau eingrenzen.
Es wäre zu erwarten, daß in bergigen, dicht bewaldeten Regionen innerhalb dieses Gebietes keine Kampfhandlungen stattfinden. Im Falle des Schwarzwaldes finden sich seherische Quellen, die dieses tatsächlich „bestätigen". Ähnliches dürfte für andere Mittelgebirge in dieser Zone gelten, allerdings fehlt es mir dort an entsprechenden Vorhersagen.
Da der Krieg immer wieder als sehr kurz beschrieben wird (Schwerpunkt bei max. 3 bis 4 Monaten), wäre zudem auch zu erwarten, daß zusätzlich eine große Anzahl von Orten und Gebieten östlich des Rheins und nördlich der Donau vom Krieg verschont bleiben. Eben jene Gebiete, die aufzusuchen die Angreifer keine Zeit haben dürften. Auch hier wären höher gelegene Gebiete empfehlenswert. Ohne Gegenwehr vorstoßende östliche Truppen dürften sich vorwiegend in relativ flachen und überschaubaren Gebieten bewegen.
Die vom Krieg vermutlich nicht betroffenen Gebiete werden im folgenden Abschnitt behandelt. Zu den anderen Gebieten empfehle ich mein Buch „Prophezeiungen zur Zukunft Europas" (Neuauflage: „Prophezeiungen – Alte Nachrichten in neuer Zeit").

Anmerkungen zu Erdbeben

Eine ganze Reihe von Quellen rät dazu, während der Dreitägigen Finsternis im Hause zu bleiben: Irlmaier (1959), Lied der Linde (um 1900), Pater Pio (1968), Anna Maria Taigi (1837), Marie Julie Jahenny (1941) – alles Quellen die als besonders glaubwürdig gelten.
Im Zusammenhang mit möglichen Impakten – und teilweise auch nach einzelnen Angaben in den Seherschauungen – wäre aber denkbar, daß die Erde weltweit bebt und dadurch praktisch sämtliche Gebäude zerstört werden.
Demgegenüber deuten die eben aufgezählten Quellen daraufhin, daß ein nennenswerter Anteil der Gebäude stehen bleiben. Denn würden praktisch alle Gebäude einstürzen, wäre es schon fast kriminell – so wie in den zuletzt genannten Quellen – dazu zu raten, im Hause zu bleiben! Folglich läßt sich vermuten, daß die Erdbeben in manchen Gegenden nur mittlere Stärke erreichen.

Anhaltspunkte für die mögliche Erdbebenstärke erhält man auch auf anderem Wege:

Den Quellen nach wäre zu vermuten, daß während der Dreitägigen Finsternis etwa ein Drittel der Menschen sterben.

In der anschließenden Zeit wäre darüber hinaus mit sehr vielen weiteren Toten zu rechnen, da erst jetzt der Hunger und die Verteilungskämpfe richtig einsetzen, und Seuchen ausbrechen und sich verbreiten können.

Grob geschätzt könnte man sagen, daß nach der Dreitägigen Finsternis noch einmal so viele Menschen sterben.

Für unsere Erdbeben würde dies bedeuten, daß zwei Drittel der Häuser stehen bleibt – bzw. die Aufenthaltsräume der Menschen nicht zerstört werden – und dies dürften nicht nur Kellerräume sein. Überleben letztlich nur 10%, blieben mindestens 20% der Häuser stehen, – entsprechend 60% der Häuser bei 30% letztendlich Überlebender.

„Sichere Gebiete“

Zu den „sicheren“ Gebieten im deutschsprachigen Raum kann man nach den vorliegenden Prophezeiungen und Seherschauungen zählen :

1. die links-rheinischen Gebiete ab ca. 30-50 Meter (für besonders Vorsichtige ab 200 Meter) über Normal Null
2. das Alpenvorland (mit Einschränkungen)
3. den Schwarzwald (vorwiegend das Kerngebiet)
4. die Alpen (mit Einschränkungen)

Hier nicht genannte Gebiete könnten als „bedingt sicher“ gelten. Siehe dazu weiter unten unter „Potentiell sichere Gebiete“.

1. Links-Rheinische Gebiete

Eine östliche Truppenpräsenz läßt sich in diesem Gebiet nicht kategorisch ausschließen. Auf Grund der exponierten Lage weit im Westen wäre angesichts der zu vermutenden Kürze des Krieges aber nur mit sehr wenigen Tagen östlicher Truppenpräsenz zu rechnen, so daß eine Meidung von größeren Städten und eines Korridors von Ludwigshafen über Kaiserslautern bis Saarbrücken ausreichen sollte. (Dieser Korridor wäre in diesem Gebiet am geeignetsten für einen Vorstoß Richtung Frankreich.)

Ein Leser berichtete mir, daß Irlmaier gesagt habe, in der Pfalz sei man sicher.

2. Alpenvorland

Mit „Alpenvorland" ist hier ein Streifen Landes nördlich der Alpen von der Schweiz bis Österreich gemeint – etwa von Lausanne über Bern, Zürich, München bis nach Wien, der in Deutschland und Österreich im Norden durch die Donau begrenzt wird.

Einschränkungen für das Alpenvorland:

Unklar ist, ob die Französische- und Schweizerische Jura dazu gezählt werden kann.

Einer Seherin nach, mit der ich persönlich Kontakt habe, wäre das Gebiet zwischen Bodensee und Ulm auszuklammern. Das deckt sich mit einer anderen Quelle (Mutter Stieglitz) hinsichtlich des Oberlaufes der Donau. Das wären jedoch erst 2 Quellen – und somit meiner Meinung nach nicht als gesichert zu betrachten.

In Baden Württemberg, Bayern und Österreich wäre empfehlenswert, vorsichtshalber einen relativ breiten Streifen südlich der Donau zu meiden, der im Süden etwa durch eine Linie entlang der Städte Memmingen, Freising, Simbach, Wels bis Wien begrenzt werden kann. Diese Einteilung ist wohlgemerkt äußerst grob, und es ist durchaus denkbar daß in dieser Zone durchaus noch relativ sichere Gebiete vorhanden wären.

Östlich einer Linie etwa von Regensburg nach Dorfen (Bundesstraße 15) deuten manche Quellen auf größere Zerstörungen. In den Feldpostbriefen ist die Rede davon, daß „bis zu Donau und Inn alles dem Erdboden gleichgemacht wird". Irlmaier nach dürfte diese Angabe aber nicht auf den Chiemgau zutreffen. Schließlich war das seine Heimat. Eine entsprechende Vorhersage ist mir aber nicht bekannt. Vermutlich konzentrieren sich diese Zerstörungen auf das deutsch-österreichische Grenzgebiet zur Donau hin. Insgesamt ist dies aber noch ein ziemlich unklarer Punkt. Wer hier genauere Auskunft will, der lese das oben empfohlene Buch oder wende sich an den Autor.

Zusätzlich zu meiden wären: Innsbruck, Salzburg, Linz und Wien – sämtliche Orte direkt auf dem Wege von Innsbruck nach Rosenheim über Salzburg nach Linz. (Irlmaier)

3. Schwarzwald

Im Schwarzwald wären höher gelegene und dichter bewaldete Gebiete empfehlenswert. Zu meiden wären tendenziell Orte an größeren in Ost-West-Richtung verlaufenden Straßen.

4. Alpen

In den Alpen wären zu meiden: Sämtliche Täler, bzw. Talsohlen unterhalb von Stauseen etliche Kilometer flußabwärts – je nach Breite des Tales und Volumen des Stausees – insbesondere das Inntal. Weiter wären zu meiden die Nähe zu hohen und steilen Bergen: Gefahr von Bergstürzen und Steinschlag. Nähere Informationen zu den Gefahren in den Alpen bekommen Sie über den Alpenverein. Dessen Telefonnummer finden Sie in vielen örtlichen Telefonbüchern oder bekommen Sie über die Auskunft.

Rechts vom Rhein und nördlich der Donau

Eine ganze Reihe von Quellen deutet darauf hin, daß es im Osten Deutschlands nördlich der Donau zu Giftgaseinsätzen oder Giftgasaustritten infolge von Erdbeben, Vulkanen oder Impakten kommt. Das betroffene Gebiet ist auf Grund der gegenwärtigen Datenbasis schwer einzugrenzen, könnte theoretisch aber von Osten aus bis zum 11.Längengrad (verläuft durch Nürnberg) verlaufen – oder darüber hinaus. Eine Eingrenzung des Gebietes ist auch deshalb schwierig, weil von den Visionen gelbgefärbter Luft (ockergelber Nebel) nicht automatisch auf eine tödliche Konzentration geschlossen werden kann. In bestimmten Gebieten könnte es also sein, daß es zwar stinkt und gelb ist, man jedoch die Luftverschmutzung überlebt. Hinsichtlich dieser Vorhersagen sollte man also nach Möglichkeit Hochlagen näher im Westen am Rhein bevorzugen. Der gelbe Nebel wäre noch vor der Dreitägigen Finsternis zu erwarten.

Was nützen einem sichere Gebiete?

Angesichts der vorhergesagten Katastrophen kann man natürlich leicht in eine Stimmung von „das-hat-ja-sowieso-alles-keinen-Sinn“ geraten. Deshalb hier ein paar Sätze zur Ernüchterung:

Geht man von den pessimistischten Prophezeiungen aus, so dürften nur ca. 10% der Deutschen oder Mitteleuropäer überleben. Manche Quellen sprechen demgegenüber von einem Drittel das stirbt, also rund 70% Überlebender.

Wie auch immer – diese Werte wären Durchschnittswerte. Folglich würde es Gebiete geben, die unter dem jeweiligen Durchschnittswert liegen – oder darüber. Da im Küstenbereich, im Osten und in den Ballungsräumen mit besonders hohen Opferzahlen zu rechnen wäre, ergäben sich für obige „sichere“ oder „potentiell sichere“ Gebiete entsprechend höhere Werte. Aus 10% könnten durchschnittlich 30% werden.

Doch auch innerhalb der sicheren- oder potentiell sicheren Gebieten ließe sich so differenzieren, so daß man für manche Gebiet selbst bei einem Basis-Durchschnittswert von 10% an 50% heran kommen könnte. Somit wird vorstellbar, daß man bei entsprechender Vorsorge, Auswahl des Ortes und „guten Karmas“ eine gute und faire Überlebenschance hat.
Wohlgemerkt gälte selbst dieser negative Basiswert von 10% für die Zeit, wenn „alles“ überstanden ist. Diese 10% würden dann also die „neue Zeit“ voll miterleben, und beileibe kein moos- oder rindekauendes Dasein fristen.

Spirituelle Aspekte bei der Suche nach sicheren Gebieten
Einen kurzen schmerzlosen Tod und den Glaube an die Unsterblichkeit der Seele unterstellt, kann man sich natürlich fragen, was der ganze Aufwand soll?
Eine absolut berechtigte Frage! Es dürfte nicht wenige Seelen geben, die bei dem Versuch, ihren physischen Körper über diese Zeit zu retten, sich von sich selbst und damit von Gott entfernen. Eine übermäßige Beschäftigung mit Dingen, die Angst machen und noch dazu in der Zukunft liegen, also jenseits des Hier und Jetzt sind, könnte leicht in die falsche Richtung führen.
Trotz der vermeintlich objektiven Bedrohung stellt sich also die Frage:

Warum beschäftige ich mich mit diesen Dingen?

Prophezeiungen und „der Nächste“

Manch einer reagiert auf diese Thematik, indem er sagt: „Sterben müssen wir sowieso alle einmal.“
Vollkommen richtig. Diese Überlegung – oder vorweggenommene Entscheidung – ist meiner Ansicht allerdings nur so lange vertretbar, als man keine Verantwortung für andere trägt, oder aber über Mittel verfügt – welcher Art auch immer – , die anderen Menschen ein Überleben ermöglichen könnten. Obiger Satz könnte also – obwohl richtig – schlichtweg Ausdruck von Gleichgültigkeit und Egoismus sein.

Anmerkung zu meiner gegenwärtigen Datenbasis

Aus der parapsychologischen Forschung ist bekannt, daß Vorauswahrnehmungen um so mehr zunehmen, je näher ein Ereignis rückt. Der bekannte niederländische Parapsychologe H.W.C.Tenheaff berichtete 1976 in seinem Buch „Das Zweite Gesicht“, im Vorfeld des zweiten Weltkrieges von zahlreichen Fällen, in denen Menschen im Traum den Zweiten Weltkrieg voraussahen.

Für uns jetzt bedeutet dies, daß mehr und mehr Menschen aus ihrem Inneren über bevorstehende Ereignisse informiert werden. In der Hauptsache dürfte dieses über Träume oder Vorahnungen geschehen.
Die seherische Qualität dieser Träume oder Ahnungen kann dabei sehr unterschiedlich sein. Das kann präzise bis ins letzte Detail sein, oder nur fragmentarisch. Im Gegensatz zu manchen Sensitiven könnte nun ein Parapsychologe – möglicherweise ich – mit entsprechendem Vergleichsmaterial dann sehr wohl verwertbare Informationen herausfiltern bzw. erkennen.

Sie sind hiermit also gefragt, entsprechende Träume, Ahnungen, Visionen (oder auch neu entdeckte Prophezeiungen) über den Verlag an mich (Stephan Berndt) den Autor dieses Kapitels zu schicken. Ich beabsichtige diese Dinge laufend auszuwerten, und im Bedarfsfall entsprechende Ergebnisse weiter zu leiten.

Parapsychologische Zukunftsforschung als gesellschaftliche Aufgabe

Möglicherweise erkennt man nach der Jahrtausendwende den Wert dieser Forschung. Derzeit ist es jedoch so, daß praktisch niemand in diesen Bereich investiert! Bis zum heutigen Tage finanziere ich – und andere – diese Forschung einzig und alleine aus privaten Mitteln.

Es könnten derzeit wesentlich klarere Ergebnisse vorliegen. Hier liegen Arbeiten brach, deren Durchführung und Ergebnisse nach meiner Auffassung von allgemeinem Nutzen wären.
Eine Durchführung dieser Arbeiten ist mir in angemessener Form jedoch auf Grund der mir derzeit zur Verfügung stehenden Mittel nicht möglich.

Der gegenwärtige Stand der Forschung in diesem Bereich muß vor allem als Produkt gesellschaftlicher Resonanz verstanden werden.

Vorsorge in der Großstadt –
Mietwohnung, Hochhäuser, alleinstehende Menschen

Da wir uns mit der Möglichkeit gravierender Veränderungen beschäftigen, so scheint eine solche Situation manche Menschen zu bevorteilen (Landbewohner, Eigenheimbesitzer, Wohlhabende usw.), andere zu benachteiligen (Mieter, Hochhausbewohner, Alleinstehende und ältere Menschen). Diese Vor- bzw. Nachteile sind unwidersprochen da, zumindest was den vordergründig materiellen Faktor betrifft. Um sein Hab und Gut und besonders um Leib und Leben zu bangen, ist nur zu menschlich, was auch verständlich ist aus der momentan noch vorherrschenden Sichtweise und Überbewertung der stofflichen Welt.

Wie ich selbst in einer bedrohlichen Situation reagieren und handeln würde, bleibt auch für mich abzuwarten. Ich und alle jene, die nach einer Erkenntnis von Dale Carnegie handeln, haben hier aber einen erheblichen Vorteil. D. C. schrieb (sinngemäß) in seinem Buch: »Sorge Dich nicht, lebe!«: ***Wer sich mit dem Schlimmstmöglichen, was eintreten kann, gedanklich schon befaßt hat, den kann es, falls es eintritt, kaum noch umwerfen.*** Dies ist auch eine Kardinalaussage für das Kapitel Angst. Verdrängtes, was überraschend dann doch eintritt, setzt dagegen Angstpotential frei, was weitgehend lähmend wirken kann.

Sich mit dem Äußersten zu beschäftigen heißt aber nicht, ständig diese Vorstellung zu schüren oder zu nähren und damit Angst zu säen. Hier geht es um das klare Erkennen und Durchschauen der jetzigen Geschehnisse, Normen und Trends auf der Welt und der Akzeptanz, daß diese Geschehnisse einer Entwicklung entspringen, die wir alle mehr oder weniger mitzuverantworten haben.

Was Sie auf jeden Fall tun können, ist: Ihre positive gedankliche Vorbereitung. Auch dies scheint leichter gesagt als getan, wenn man nur eine Etagenwohnung hat oder alleinstehend ist und mögliche Freunde oder Verwandte weit weg wohnen.

Liebe Leserinnen und Leser, die Form und Heftigkeit, die die Gesamtentwicklung nehmen wird, ist schwer zu prognostizieren. Sie ist aber Herausforderung und Aufgabe zugleich. Warum wir auf der einen oder anderen Seite der scheinbaren Bevor- bzw. Benachteiligung stehen, werden wir vielleicht erst verstehen, wenn die Zeiten sich zuspitzen sollten.

Wir können eben nur im Rahmen unserer Möglichkeiten (Räumlichkeiten, Finanzen, Freundeskreis) vorbereiten und agieren und ansonsten um unsere höhere Führung (Schutzengel) bitten und ihr dann aber auch trauen.

Handeln – und das sei noch einmal betont – ist dennoch unabdingbar. Und hier liegt auch der Schlüssel, um die vermeintlichen Nachteile zu verstehen. Es können nicht alle Menschen auf dem Land oder in Villen und Eigenheimen leben. In Ballungszentren sind gerade in Notzeiten helfende Hände, gemeinschaftliches Denken und eben Wissen um Zusammenhänge nötig. Wir können alle noch nicht beurteilen, warum wir an diesen oder jenen Platz gestellt werden. Wir müssen vielleicht gerade den Menschen (und Tieren) zur Seite stehen, die uns dann zugeführt werden. Oder es wird *uns* geholfen, aus welchen Gründen auch immer.

Wer aus diesem Blickwinkel sich das Gemeinschaftliche zu eigen macht, hat gar keine Zeit, um sein Leben zu fürchten (wie schon Christus sagte: Wer um sein Leben bangt, der wird es verlieren)! Denken Sie z. B. auch an die vielen erstaunlichen Erlebnisse mancher Menschen, die aus schwersten Bedrängnissen ihren Weg fanden, ohne einen Kratzer abbekommen zu haben.

Dazu ein Beispiel (Erinnerungen eines Frontsoldaten): *»Unsere Einheit war informiert worden, daß uns ein starker Artilleriebeschuß bevorstünde. Eingraben – Deckung hieß die Devise, und zwar rasch. Dort ein liegengebliebener Panzer, der war genau der richtige Schutz. Aber ehe wir ihn erreichten, war er schon von anderen Kameraden besetzt. Also doch nun in Eile eingraben! Der Beschuß kam wie angekündigt. Später auf dem Rückweg erkannten wir unser gnädiges Schicksal: Durch einen Volltreffer zerfetzt hatten zwei unserer Kameraden in eben diesem Panzer ihr Leben gelassen. Warum sie? Warum nicht wir???«*

Mit solchen Beispielen könnte man nicht nur ein Buch, sondern Bände füllen. Ich habe unterschiedlichste Versuche erlebt, wie Menschen (meist unbeteiligte) mit herbeikonstruierten Erklärungsmodellen solche authentischen Erlebnisse technisch steril abhandeln wollten. Sie manövrieren sich alle in eine Sackgasse, an deren Ende eine Mauer steht mit der Aufschrift: »Es gibt Dinge, die Du nicht erklären kannst und auf die Du keinen Einfluß hast.«

Dies alles bedeutet im Klartext: Wenn die Zeit für Sie noch nicht reif ist, können Sie sich in ausweglosesten Situationen befinden, Sie werden geführt! Ihre Aufgabe wartet! »Lassen Sie sich führen, sonst ist Ihr Schutzengel ja arbeitslos.«

Praktisches dazu:
Falls Sie nun mit Gleichgesinnten oder Interessierten noch keine Verbindung haben oder auch nicht wissen, wo Sie anfangen sollen, so können Sie z. B. damit beginnen:
Gleichgesinnte/Informationen suchen über:

- ✏ Annoncen: Regionalzeitungen, spezielle Schriften, siehe auch Literaturhinweise unabhängiger Zeitschriften (aber bitte unbedingt *ohne Panik* und *Weltuntergangsstimmung* zu verbreiten!)
- ✏ Informationen sammeln (Verbände, Ämter etc.)
- ✏ Reden Sie mit den Menschen; es gibt mehr Gleichgesinnte, als Sie glauben. Es traut sich nur fast keiner. (Aber bitte alles unaufdringlich und *ohne übertriebenes Sendungsbewußtsein.)*
- ✏ Lassen Sie sich nicht von sektiererischen, fanatischen Leuten oder Gruppen zu etwas bewegen. Seien Sie wachsam bei Gruppen, die sich zu den »Auserwählten« rechnen, die allein auserkoren sind, sich und die Welt zu retten. (Es fängt doch alles *sehr klein* bei einem jedem selbst an.)
- ✏ Die Vorbereitung für Wohnung und Vorräte entnehmen Sie bitte den entsprechenden Rubriken (z. B. Schutzraum). Firmen für (Behelfs-) Schutzraumausstattung finden Sie im Anhang.
- ✏ Klären Sie, ob sich der Keller behelfsmäßig als Schutzraum ausstatten läßt, ob Fluchtwege, Notausgänge vorhanden sind. Oder eignet sich die Wohnung besser zum Verbleib?
- ✏ Was passiert bei einem Brand? Fluchtwege prüfen! Eventuell Strickleiter (je nach Stockwerk) oder Seil (Abseiltechnik/Bergsport) bereithalten. Bei Flucht durchs Feuer sich mit nassen Decken einhüllen, feuchtes Tuch vor Mund und Nase. Trockenübungen mit der ganzen Familie machen. Mit Kindern im Spiel üben.
- ✏ Schutzhelme und Brillen benutzen (Motorrad/Fahrradhelme usw.)
- ✏ Flucht-/Notgepäck griffbereit halten
- ✏ Soweit Nachbarn offen sind, diese im Vorfeld vorsichtig informieren.

Wenn Vorratshaltung schwierig ist (z. B. Platzmangel, kleiner Keller oder gar keiner), dann eignen sich die kompakten Langzeitvorräte am besten (siehe Rubrik E. Informationen...). Es sind stapelbare Kartons, die ihren Platz finden, z. B. Schrankboden, auf dem Schrank, unter dem Bett, kleine Ecken usw. Wasserkanister ebenso verteilen. Es ist erstaunlich, wie groß eine kleine Wohnung werden kann, wenn man umschichtet, umstellt, Unnötiges entfernt usw.

Schutzraum, Schutzkleidung und Entseuchung (Dekontamination)

Bei der menschen- und lebensverachtenden Vielfältigkeit heutiger Waffensysteme, die unsere Vorstellung weit übertreffen dürfte, sind Atomwaffen ein Greuel unter vielen. Damit sei gesagt, daß ein absoluter Schutz nicht machbar ist, da uns die entscheidenden Waffenarten gar nicht bzw. nur sehr wenige bekannt sind und wir uns auch niemals gegen alle Eventualitäten auf einmal schützen könnten. Ob militärischer Konflikt, Naturkatastrophe oder ein zweites Tschernobyl, ein Schutzraum ist in jedem Fall vorteilhaft. In den überwiegenden Fällen werden behelfsmäßige Schutzräume gute Dienste leisten und auch ausreichend sein. Ein normaler Hauskeller genügt. Wenn nicht vorhanden, richtet man den zentralen Raum der Wohnung als Schutzraum her. Fenster von außen mechanisch gegen Bruch sichern, z. B. durch das Aufbringen einer selbstklebenden (durchsichtigen) Folie oder ein paar Streifen breites Klebe- oder Packband, um eventueller Splitterwirkung vorzubeugen, falls das Fenster zu Bruch geht. Ebenfalls außen helfen Torfmullaufschüttungen in Lichtschächten, zugeklappte Fensterläden usw. Wichtig ist, daß auch bei starkem Sturm draußen, sich im Schutzraum kein Lüftchen regt und die Vorgänge draußen möglichst weder sichtbar noch hörbar sind. Karton zum Fensterabdecken, starke Klebestreifen, Plastikfolie bereithalten.
Atmung: Wer einen Raum gegen Gase luftdicht abschließen will, sollte bedenken, daß die Raumluft nur für wenige Stunden ausreicht. Sauerstoff-Flaschen haben wenig Sinn, weil das ausgeatmete Kohlendioxyd die Luft bald vergiftet.
Gasaustausch mit der Außenwelt soll stattfinden. (Durch Torfmull oder Sand hindurch; giftiger Staub bleibt dort zurück, wenn die Strömung sehr langsam ist!) Wer eine Filteranlage gegen radioaktiven Staub und Gase einbauen will, findet im Anhang die nötigen Anschriften.
Bei Erdbeben muß mit Überschwemmungen nahe gelegener Gewässer gerechnet werden. Möglichkeiten der Bebensicherung: Holzverschalung und Deckenabstützung. Dazu im Schutzraum Kanthölzer und eventuell Säge bereithalten. Auch Hydraulikheber (3 Tonnen) und Ausbruchswerkzeug könnten hilfreich sein.
Angstreaktionen, wie den Bau von privaten Atombunkern, unterläßt man besser. Das ist im Alpenraum und in Süddeutschland allgemein nicht nötig. Wer in anderen Regionen zu einem Atombunker tendiert, kann bei den im Anhang aufgeführten Anbietern nachfragen, die sowohl Ausrüstung für behelfsmäßigen Schutzraumbau wie für voll ausgebaute Bunker anbieten. Interessanterweise hat die Schweiz Schutzräume für rund 98 % ihrer Bevölkerung und investiert weiter. In Deutschland sind gerade ca. 2 % Schutzräume vorhanden, und der Bundesverband für den Selbstschutz ist aufgelöst

worden. Unwidersprochen wäre der Einsatz atomarer Waffen fürchterlich für Mensch und Organismus Erde. Was uns über die Wirkung einer A-Bombe bekannt scheint und was wirklich stimmt, trennt allerdings Welten. Unwahrheiten füllen den Wissensmangel der Bevölkerung umso leichter, weil kaum einer sich freiwillig näher damit beschäftigt. Ohne Wissen ist man aber gegen Propagandalügen schutzlos, und der unterschwellig propagierte Gedanke „Es hat sowieso keinen Sinn“ kann wirken. Dies ist angsterzeugend und über Angst ist man manipulierbar. Dabei ist nichts solange schon zweifelsfrei bekannt, wie die direkten Auswirkungen atomarer Explosionen, und da ist Vorsorge allemal möglich – siehe Schweiz. Es werden von den überlebenden Hiroshima-Opfern immer nur schlimme Fälle gezeigt. Das ein einfacher Erdbunker vielen geholfen hat, wird nicht erwähnt. Das „Danach“ wäre sicherlich schlimm genug. Jede Armee wird versuchen, das gesteckte Ziel mit möglichst wenig Sprengkraft zu erreichen, schon wegen der Folgegefährdung der eigenen Truppen, und Zerstörtes nützt auch dem Eroberer nichts.
Dazu ein kurzes Beispiel (sinngemäß) aus dem Buch „Noahs Erben“ (leider vergriffen) von Schmelzer und Schneider (Prometheus Verlag):
Bei der Zündung einer 150 K-Tonnen A-Bombe überlebt ein Mensch ohne Schäden, wenn er weiter als 11 km entfernt ist. In einem Schutzraum des verbesserten Grundschutzes (drucksicher bis 3 atü) können schon 300 m ausreichend sein, um zu überleben. Die angegebenen Zahlen sind relative Angaben, da noch mitspielt, ob auf der Erdoberfläche gezündet wird oder bodennah oder bodenfern. Wichtig: Die Druck und Sogwelle sowie die Hitze sind recht kurzzeitige Erscheinungen. Das Hauptproblem ist der folgende atomare Niederschlag (Fallout). Wer sich in einem Schutzraum 2 - 3 Wochen aufhalten kann, hat es dann mit einer schon sehr zurückgegangenen Strahlung zu tun. Es ist trotzdem noch Vorsicht geboten. Allgemein gilt: Schutz des Gesichts ist besonders wichtig. Falls Gasmasken fehlen, leisten auch industrielle Feinstpartikelfilter oder sogenannte Pollenfilter für Allergiker (Apotheke) gute Dienste. Arbeitsschutzbrille (die optische Brille muß darunter passen). Ohrenschutz durch Oropax oder fettigen Watteproprofen. Schutzkleidung (siehe Anhang) oder einfache Variante: abwaschbare Jacke (mit Kapuze) und Hose (Arbeitskleidung), Gummihandschuhe und Gummistiefel oder Plastikoveralls mit Kapuze aus Armee-Beständen oder Segelkleidung. Während des Fallout – soweit man im Freien ist – nichts essen oder trinken.

NEMP

Was passiert bei einem NEMP (Nuklearer-Elektro-Magnetischer-Puls)? Dieser Entsteht, wenn ein atomarer Sprengkörper in 100 - 200 km Höhe über der Erde gezündet wird. Durch die Explosion in dieser Höhe breitet sich der freigewordene Elektromagnetische Puls kegelförmig in Richtung Erde aus und erreicht beim Auftreffen auf die Erdoberfläche einen Durchmesser von 1.000 - 2.000 km. In diesem Bereich fallen sämtliche elektronische und feinelektronische Geräte (z. B. Computer, Zündspulen von Autos, Elektronische Steuergeräte usw.) aus. Zumindest tritt eine Funktionsstörung auf oder ein zeitlich begrenzter Ausfall.

Dekontamination:

Ist strahlende Substanz auf den Schutzanzug oder Körper gelangt, so muß sie abgewaschen werden. **Mit** dem Schutzanzug stellen wir uns unter eine Dusche, z. B. einen Wassersack mit **Behelfsdusche,** und entfernen mit **Schmierseife,** es gehen auch aufgelöste Seifenreste, und einer weichen Bürste mit langem Stiel alles sehr gründlich. Alternativ bzw. nach der Schmierseifenaktion ist das Besprühen mit Salzwasser gut. Ideal dazu ist eine Garteninsektenspritze (Handpumpe), die mit Salzwasser (2 - 3 Eßl./1 Liter Wasser) gefüllt wird. Mit klarem Wasser nachspülen. Daß dieses Wasser auf keinen Fall in Mund, Nase oder Augen gelangen darf, versteht sich von selbst. Der Platz, an dem die Duscherei stattfindet, ist jetzt verstärkt verstrahlt, weshalb er außerhalb der üblichen Verkehrswege liegen sollte und nur diesem Zweck vorbehalten bleibt. Wurde der **Körper direkt verseucht,** so muß die Kleidung total ausgezogen werden und tief vergraben werden. Betroffene Haare sind zu rasieren, aber zumindest mehrmals zu waschen.

Gasmasken und Filter

Mit diesem „Gerät“ richtig umzugehen ist leicht, wenn man es ein paar Mal „angezogen“ hat. Zuerst im Sitzen das Atmen üben, dann beim Gehen und auch mal unter Belastung, damit man ein Gefühl für seine Leistungsfähigkeit per Filter bekommt.

Wie lange ein solcher Filter beim Einsatz durchhält, hängt vom Grad der Außenverschmutzung, der Atemfrequenz (Belastung) des Trägers und diversen anderen Kriterien ab. Eine feste Nutzzeit anzugeben, ist nicht möglich. Bei ruhigen, bedachten Bewegungen kann so ein Filter 1 - 2 Stunden nutzbar sein. Bei Gasfiltern wird der Benutzer durch Geruchswahrnehmung und Reizung der Schleimhäute gewarnt. Bei CO-Filtern durch Erhöhung des Atemwiderstandes. Ersatzfilter sind wichtig.

Filterwechsel: Tief einatmen, Luft anhalten, Filter abschrauben, neuen Filter einschrauben und während des Einschraubens langsam ausatmen. Die Filter sind genormt. Bestellung siehe Anhang.

Gasmasken für Kinder

Für Säuglinge und Kinder bis zu einem Alter von ca. 5 - 6 Jahren sind Gasmasken nicht verwendbar, da Säuglinge und kleine Kinder nicht die Lungenkraft besitzen, um den Atemwiderstand des Filters zu überwinden, selbst wenn es die Masken in kleinen Größen gäbe. Solange es sich nicht um Gase handelt, sondern um einen Infektionsschutz (Bakterien, Viren), gibt es für Kinder Halbmasken in kleiner Größe. Ansonsten sind Kinder bei Gasalarm unbedingt in geschlossenen Räumen (evtl. Schutzraum) zu lassen. Ein Infektionsschutz-Set als Ergänzung zur Einwegsschutzkleidung (Overall), bestehend aus Einwegmaske, Vollsichtbrille und Einwegschutzhandschuhe bekommen Sie z. B. bei der Firma Reichl (siehe Anhang II.2. Sicherheitstechnik).

Gegen Verseuchung mit bakteriellen Kampfstoffen oder Nervengas:

Vorbeugung ist auch hier das Beste! Wie und womit?

Durch Stärkung des Abwehrsystems mit Vitamin C: enthalten z. B. in Meerrettich, Paprika, frisch geschälten Zwiebeln.

...oder mit Naturheilmitteln, z. B.: Echinacea-haltige Medikamente wie Esperitox, Antitox.

...oder mit Vitamin B, z. B.: Beinwell (Comfrey), Vitamin B 12 oder Vitamin B Komplexmittel. Hochwertige Nahrungsergänzung hierfür sind Meeresalgen-Tabletten, z. B. Spirulina (Mikro-Alge).

Allgemeine Verhaltensregeln

Überlegen Sie bitte genau, wer mit in den Schutzraum genommen wird. Labile Menschen, die leicht „durchdrehen", gefährden den Rest der Gruppe.

- Wenn Alarm gegeben wird, zu Hause bleiben. Flucht wäre zu dem Zeitpunkt gefährlicher.
- Hauptwasserhahn und Gashahn schließen. Restdruck in der Gasleitung (offen) ablassen/verbrennen.
- (Sicherungen ausschalten)
- Sprechen Sie nicht über Ihren Schutzraum; nur mit absolut vertrauenswürdigen Menschen können Sie darüber sprechen.

Punkte zum Schutzraum:

- Raum auswählen, durch den keine Gas-, Wasser- oder Heizungsleitungen führen.
- Nicht größer als 30 qm.
- In Räumen mit mehr als 3 Metern Spannweite – Decke abstützen.
- Ein Kellerfenster als Notausstieg mit einer abnehmbaren, festen Blende abdecken.
- Bei Reihenhäusern einen Wanddurchbruch von etwa 60 x 80 cm zum Nachbarhaus planen (Rettungsweg).

Sirenensignale:

Deutschland

- Luftalarm = 1 Minute auf und abschwellender Heulton
- ABC-Alarm = 1 Minute auf und abschwellender Heulton, 2 mal unterbrochen, nach 30 Sekunden Pause Wiederholung
- Entwarnung = 1 Minute gleichbleibender Dauerton

Österreich

- Herannahende Gefahr = 3 Minute gleichbleibender Dauerton
- Gefahr = 1 Minute auf und abschwellender Heulton
- Entwarnung = 1 Minute gleichbleibender Dauerton

Anmerkung: Beim Schutzraum scheiden sich meist die Geister. Es gehört aber eben zum Thema Vorsorge.

Lebensmittelvorrat –
Wasser/Brunnen, Getreide

(Liste dazu siehe Seite 141)

Wer heute über die Bevorratung von Lebensmitteln spricht, wird oft müde belächelt. „Früher“ war die Vorratshaltung für Wochen oder Monate ganz selbstverständlich. Aber es gibt ja heute Supermärkte. Was passiert aber bei einem Versorgungsengpaß oder gar bei einer Unterbrechung. Wenn es um den eigenen Bauch geht, der gefüllt werden will, so kennt der Mensch selten Rücksicht!
Wenn aus Angst Hysterie wird und die Supermärkte und Läden leergekauft, wenn nicht gar geplündert werden, so sind nach spätestens 2 - 3 Tagen die Regale leergefegt.

Beachten Sie deshalb bitte folgendes:

- Sprechen Sie mit niemandem über Ihre Vorräte, höchstens mit Gleichgesinnten.
- Ihre Vorräte sollten mindestens 3 Monate abdecken, besser 6 Monate.
- Wenn Ihnen diese Art der Lagerung, wie in der Abhakliste beschrieben, zu umständlich ist, können Sie auch jahrelang haltbare Notvorräte (siehe Rubrik E. Informationen) kaufen. Es ist zwar teurer, dafür aber in der Zusammenstellung sehr erprobt und auch für den Rucksack/das Fluchtgepäck sehr gut geeignet.

Generell sollte bei der Festlegung der Mengen folgendes bedacht werden: Es gibt in Notzeiten immer Nachbarn, die nichts haben und denen ein Lebensmittelpaket eine unschätzbare Hilfe und ein Zeichen der Liebe sein wird. Deshalb ist mehr besser als weniger.
Aber: Es darf nichts verderben!!! Alle Vorräte sollten so bemessen sein, daß sie unter normalen Umständen in der Küche verbraucht werden können, ehe sie alt geworden oder gar verdorben sind. Und das möglichst ohne daß die Familie jammern müßte: „immer nur Konservenfutter!...“ Sonst gibt's Krieg in der Familie, und den wollen wir doch auch vermeiden – oder? Dieser Kompromiß muß also für jeden Haushalt neu erspürt werden.

Wenn früher staatliche Vorräte eine Notsituation abwenden halfen, so können wir uns heute darauf nicht mehr verlassen. (Logistik? Menge? Zerstörung?) Vorräte deswegen umgehend beschaffen, solange der Transport (PKW) noch durchführbar ist. Es hat wenig Sinn, den Bedarf aufs Gramm für so und soviel Wochen errechnen zu wollen.

Mengen: Bei den wichtigsten Grundnahrungsmitteln sind die Angaben auf eine Familie (4 - 5 Personen) und ca. 6 Monate gemacht!
Vorräte für mindestens 3 Monate, besser 6 Monate, anlegen.

Getreide ist Grundnahrungsmittel!
Lebensmittel
Das wichtigste Lebensmittel ist Getreide im ganzen Korn. Von Getreide und Wasser können Sie monatelang leben – ohne Mangelerscheinungen. Entweder das ganze Korn über Nacht einweichen und essen, keimen lassen oder gemahlen als Brei über Nacht bzw. ca. vier Stunden einweichen (Handmühle – wer weiß, ob es immer Strom gibt). Zusätzlich empfehlen sich getrocknete Lebensmittel wie Erbsen, Bohnen, Trockenfrüchte usw., überhaupt alles, was lange haltbar und von hohem Nährwert ist.

In Notzeiten einmal am Tag drei Eßlöffel rohes Getreide essen, das gibt die beste Grundlage, erhält Kraft und Gesundheit. Man muß aber jedes Korn gut zerkauen, es lange im Mund behalten und durchspeicheln bis seine ganze geistige Kraft fühlbar geworden ist.
Übrigens: Reis wirkt beruhigend, kühlend, weil er im Wasser wächst. Weizen und Hafer aktivieren stark.

Wer die Möglichkeit hat (trockene Lagermöglichkeit/Platz/Geld), der sollte gut 20 Zentner einlagern, da in der Not vielen geholfen werden kann. Ansonsten pro Familie und Monat ca. ein Zentner.

Vorschlag: Dinkel/Weizen* die Hälfte
Roggen/Gerste je 1/4 (evtl. auch Hafer)

Dinkel/Weizen*: Enthält fast alle lebensnotwendigen Stoffe und ist vielseitig verwendbar: ganz, geschrotet, gekeimt, gekocht (Suppe, Brei). Feingemahlen ist er auch für Säuglinge ab dem 1. Lebenstag geeignet (evtl. durch die Mutter vorgekaut). Er erzeugt auf lange Zeit keine Mangelerscheinungen.
Roggen: Zum Brotbacken.
Gerste: Sehr würzig und sättigend.
Hafer: Das am leichtesten roh genießbare Getreide.

Lagerung:
Vorerst in 25-kg-Säcken aus Papier. Wer Beschädigungen fürchtet, kann den Papiersack in einen Jutesack stecken. Die Säcke auf Bretterunterlagen trocken lagern. Etliche 5-kg-Säckchen zusätzlich sind sinnvoll: In der Küche, vorallem für Transport.

---

* Dinkel ist dem Weizen vorzuziehen. Das Gluten im Weizen vertragen viele Menschen nicht. (hohe Dunkelziffer auch in Deutschland, latente Unverträglichkeit bei ca. 70 % der Bevölkerung.) ➡ Oft unerkannte Allergien. Dinkel ist viel bekömmlicher. Wer auch Dinkel, Grünkern und Kamut nicht verträgt (alles Weizenarten), hat mit Roggen, Hafer, Hirse, Buchweizen, Quinoa gute Alternativen.

Unangenehm (explosive Vermehrung!!) ist der Kornkäfer. Säcke alle 4 Wochen schütteln und umstapeln; das hindert die Larven an der Entwicklung. Bei biologisch angebautem Getreide genügt drei- bis viermal jährlich schütteln.
Die Kornmotte gedeiht bei großer Wärme und vermehrt sich ebenfalls schnell, ist aber nicht so gefährlich wie der Kornkäfer. Bei offener oder Jutesack-Lagerung befällt sie äußere Körner und frißt den Keimling. Das Korn wird dadurch gespalten und ranzig.
Wer es ganz gut machen will, lüftet sein Getreide 2 x jährlich mit Luftrohr an einem umgedrehten (als Gebläse wirkenden) Staubsauger. (Selbst zu basteln)
Eine andere Möglichkeit, bei der sogar die Keimfähigkeit weitgehend erhalten bleibt, ist folgende Art des Einfrierens:

✎ 24 Stunden einfrieren, **dann**
auftauen und 2 Wochen liegen lassen. Die nun noch übrigen Larven, die doch noch geschlüpft sind, durch erneutes Einfrieren (24 Std.) abtöten.

Wasser
ist wahrhaft lebensentscheidend. Seine Bedeutung wird meist unterschätzt. Vorrat mindestens 1.000 Liter pro Familie, besser 1500 Liter. Lagerung erdkühl. Tagesbedarf pro Person 2,0 Liter. Möglichkeiten: Fabrikneue Wassertanks (Bezug siehe Seite 162), Fässer aller Art, Blecheimer evtl. von Milchbetrieben. 20-l-Kanister aus Plastik sind stapelbar aber teuer. Kein Glas! Für Tanks den Schlauch nicht vergessen! (Siehe auch Liste Seite 144)

Vorratsberechnung:
z. B. 1 Person ca. 100 Liter pro Monat (2 Liter trinken + 1 Liter Hygiene = ca. 3 Liter pro Tag)

Haltbar machen durch z. B.:
1. Tonerde (Luvos Heilerde oder Lehm); Die Kolloide der Tonerde binden bei Durchmischung sämtliche Bakterien. Sie sinken dann mit den Lehmbestandteilen zu Boden. Nach dem Absetzen ist das Wasser klar und keimfrei.
2. Mikropurtabletten entkeimen chlorfrei auf Silberbasis. Erhältlich in Apotheken oder Sportgeschäften sowie beim Hersteller Katadyn.
3. Katadyn- Taschenfilter
4. Selbstgebastelter Filter: In einen (großen!) Blumentopf auf das Bodenloch eine Holzscheibe legen, darauf 5 cm feinsten Sand, darauf 10 cm dick Heilerde mit Sand vermischt, darauf nochmals Sand, oben feinen Kies. Wasser nur ganz langsam durchtröpfeln lassen, keinesfalls durch-

schütten! Die Heilerde bindet Bakterien, muß aber nach ca. 100 Liter Wasser, die durchgelaufen sind, durch neue ersetzt werden. Der alte Einsatz ist dann voll von Keimen! Vorsicht damit!

Brunnen
Wenn Sie Hausbesitzer sind (Grundstück), wäre zu prüfen, ob ein Brunnen gebohrt werden kann; Wasser wird Mangelware. Handpumpe dazu. Selbstmontage: Schlagbrunnen für leichten oder mittleren Untergrund möglich bis ca. 8 - 10 m Tiefe (auch erhältlich bei OBI oder STINNES).

Lebensmittel
- ✏ Lebensmittel auswählen nach »anregend« und »beruhigend« (auf der Packung vermerken);
- ✏ Weniger essen und langsam essen, jeden Bissen mindestens 30mal kauen (Fletcherismus), soll flüssig sein;
- ✏ Essen segnen und danken;
- ✏ Viel Wasser ohne Kohlensäure trinken, kein Mineralwasser oder gesüßte Säfte;
- ✏ Alle Lebensmittel, die lange haltbar sind und hohen Nährwert besitzen; möglichst keinen Zucker, kein Weißmehl, kein Fleisch (Wurst), keine Milch;
- ✏ Angelegte Vorräte in den alltäglichen Bedarf einbeziehen und wieder ergänzen.

☞ **Wichtig ist, was wir essen – aber noch wichtiger, was wir beim Essen denken! (Gute Gedanken, Dankbarkeit, Freude!)**

Essen, was und wie?

Durch den Einkauf der Lagervorräte – soweit Sie laut Buchliste eingekauft haben – ist die Grundversorgung an Lebensmitteln gedeckt. Spezielle Diäten oder ausgefeilte Ernährungspläne sind kein Thema für dieses Buch. Was ungleich schwerer wiegt, ist wie wir essen und mit welcher Einstellung. Schon die Art und Weise wie wir essen – gemeint ist das Kauen – kann erstaunliche Erfolge bei der Verdauung bringen.

Dazu ein Beispiel:
Im Koreakrieg hatte jeder nordkoreanische Soldat täglich meist nur eine Handvoll Reis zum Leben. Ganz bewußtes Kauen – etwa hundert Mal pro

Bissen (!) – verwertete diese Nahrung jedoch optimal und verhalf den Soldaten zu Leistungen, denen die überfütterten amerikanischen Soldaten meist nur Materialüberlegenheit entgegensetzen konnten.
Da fünfzig Prozent der Verdauung bereits im Mund erfolgt, ist ein guter Maßstab, jeden Bissen solange zu kauen, bis er flüssig ist. Der Magen hat bekanntlich ja keine Zähne.

Wenn ruhig und bewußt gegessen wird, reicht es, daß 30 - 50 Mal gekaut wird. Auch Suppe und andere Flüssigkeiten sollten eingespeichelt werden. Wird dies beherzigt, tritt die Sättigung viel früher ein. Man braucht weniger zu essen, es wird besser vom Körper aufgenommen und die Vorräte halten länger. Gerade in schwierigen Zeiten sollte uns klar werden, was es heißt ausreichend Lebensmittel zu haben. Unsere Dankbarkeit dafür, keinen Hunger leiden zu müssen und auch einmal nachzudenken, was die Erde alles in großer Weisheit für uns wachsen läßt, führt uns zu einem besseren Verstehen wie die Natur uns bedenkt. Das Zusammenspiel wie, wann, und mit welchen Gedanken man ißt, wird eindrücklich im Essener-Evangelium beschrieben:

„Eßt nicht wie die Heiden, die sich in Eile vollstopfen und ihre Körper mit allen Abscheulichkeiten verschmutzen. Denn die Macht der Engel Gottes kommt in euch mit der lebendigen Speise, die der Herr euch von seiner königlichen Tafel gibt. Und wenn ihr eßt, habt über euch den Engel der Luft und unter euch den Engel des Wassers. Atmet tief und lang bei allen euren Mahlzeiten, daß Wasser wird und daß der Engel des Wassers sie in eurem Körper in Blut umwandeln kann. Eßt langsam, als ob es ein Gebet sei, das ihr dem Herrn widmet. Denn wahrlich, ich sage euch, die Macht Gottes kommt in euch, wenn ihr auf diese Art an seinem Tische eßt. Aber Satan verwandelt den Körper desjenigen in einen dampfenden Sumpf, bei dem die Engel des Wassers und der Luft nicht während seiner Mahlzeiten anwesend sind. Und der Herr duldet ihn nicht mehr an seinem Tisch. Denn der Tisch des Herrn ist wie ein Altar, und der, der am Tische Gottes ist, ist in einem Tempel. Denn ich sage euch wahrlich, die Körper der Menschensöhne werden zu einem Tempel umgewandelt und ihre inneren Teile zu einem Altar, wenn sie die Gebote Gottes halten. Legt deshalb nichts auf den Altar Gottes, wenn euer Geist verdrossen ist, noch denkt schlecht über andere im Tempel Gottes. Und betretet das Allerheiligste des Herrn nur, wenn ihr den Ruf seiner Engel fühlt. Denn alles, was ihr in Traurigkeit oder in Ärger oder ohne Wunsch eßt, wird Gift in eurem Körper. Denn der Atem Satans beschmutzt alles.
Legt eure Gaben mit Freude auf den Altar eures Körpers und laßt alle bösen Gedanken von euch weichen, wenn ihr in eurem Körper die Macht Gottes von seinem Tisch empfangt. Und setzt euch nie an den Tisch Gottes, bevor er

euch vom Engel des Appetits rufen ließ. Erfreut euch darum immer mit den Engeln Gottes an ihrem königlichen Tisch, denn dies erfreut das Herz des Herrn, und euer Leben auf Erden wird lang werden, denn der wertvollste von Gottes Dienern wird euch alle Tage dienen: Der Engel der Freude."

Sich auf das Essen einzustimmen indem wir es segnen, ist eine gute alte Tradition. „Gesegnete Mahlzeit" oder ein kurzes Tischgebet bei dem man allen, die an der Bereitstellung beteiligt waren, dankt, stärkt das Gemeinschaftliche.

Der bulgarische Philosoph und Pädagoge O. M. Aïvanhov hat die folgenden Worte geprägt: „Die Nahrung ist ein Liebesbrief, den uns der Schöpfer schreibt, und den wir entziffern lernen müssen." Es ist die mächtigste und vielsagendste Botschaft, die es gibt, denn sie sagt: „Man liebt euch... man schenkt euch Kraft und Leben!"

Flucht- oder Notgepäck, warum?

(Liste dazu Seite 136)

Eines hat sich über Jahrhunderte nicht verändert. Wenn man gezwungen ist, umgehend zu flüchten, seien es z. B. Kampfhandlungen oder Naturkatastrophen (Erdbeben), so muß das Überlebenswichtige auf einen Griff parat sein. Not entsteht immer aus dem unvorbereitet sein. **Das Fluchtgepäck muß** vollständig und fertig gepackt griffbereit sein. Die Kleidungsstücke und Schuhe, die im Ernstfall sofort angezogen werden, lagert man in einer separaten Tasche oder Beutel beim Rucksack, alles andere ist verpackt.
Es gehören nur überlebensnotwendige Dinge, Dokumente und ein paar wichtige persönliche Kleinigkeiten in den Rucksack. Eine wichtige Hilfe und ein Hoffnungsgeber, z. B.: ein Heftchen mit Liedern und Gebeten, ein Christusbild und Bild(er) der Angehörigen bzw. liebgewordene oder verbindende Dinge (z. B. Ring, Haarlocke etc.). Diese Dinge halten aufrecht und geben Mut zum Durchhalten.
Was bei der Beschaffung Umstände macht und Zeit braucht, möglichst bald erledigen.
Priorität hat, daß man im Fall des Falles trocken und warm bleibt und die Kleidung darauf ausrichtet.

Fluchthinweis

Wenn eine Flucht nicht zu vermeiden ist, sollte man vorher folgende Überlegungen gemacht haben:

- Anfänglichen Fluchtweg (z. B. aus der Stadt, Nebenstrecken etc.) erkunden und Ausweichmöglichkeit bedenken.
- Ziel(e) festlegen, auch hier Ausweichmöglichkeit in Betracht ziehen.
- Fluchtmittel: Auto, Fahrrad, zu Fuß (oder Auto mit Fahrradträger → Fahrräder nehmen, wenn Auto nicht mehr weiterkommt.)

Fluchtgepäck

Im Freizeitsport und bei Extremsportlern hat sich folgendes System bewährt: Unter Belastung schwitzt man. Der Schweiß erzeugt Abkühlung. Wenn der Körper stark belastet oder gar geschwächt ist, besteht zumindest Erkältungsgefahr. Die Feuchtigkeit muß von der Haut über sogenannte Funktionswäsche abgeleitet werden. Zwischen warmer und kalter Jahreszeit wird in der Liste unterschieden. Für den Winter ist Wolle oder eine Wolle/Kunstfasermischung (z. B. Ullfrotte) ideal. Wolle wärmt auch noch, wenn sie naß ist und kann längere Zeit ohne Waschen getragen werden.

Kleidung in Zwiebelschalentechnik (mehrere dünne und lockere Schichten) hat sich bewährt. Ideale Beschaffung bei Trekking und Jagdläden. **Unauffällige Kleidung:** Das Leben spielt sich im Freien ab. Es ist äußerst wichtig, von Banden, fremden Militär oder Psychopathen nicht gesehen zu werden. Letztgenannte sind in Krisenzeiten vermehrt zu erwarten (fehlender innerer Halt) und unter Umständen sehr gefährlich.
Von paramilitärischer Kleidung wird abgeraten. Verwechslungsgefahr mit echtem Militär.

Der Schlafsack das A und O!

Der Schlaf ist bei körperlicher und psychischer Belastung mit das Wichtigste! Daher muß der Schlafsack für den angestrengten Körper Wärmereserven bieten, besonders bei Krankheit, da hier die Wärmeentwicklung des Körpers herabgesetzt ist. Wer leicht friert (kalte Hände und Füße) muß dies beim Kauf bedenken (Komfortwert mindestens - 20 °C). Hinzu kommt, daß durch Wind jede Temperatur kälter wird (siehe CHILL-Faktor Tabelle).

CHILL-FAKTOR TABELLE Wie kalt ist es im Wind?				
Temperatur wird empfunden bei	**0**	**-5**	**-10**	**-20**
Windstille	0	-5	-10	-20
Leichtem Wind	-8	-15	-20	-32
Starkem Wind	-15	-20	-30	-43
Sturm	-17	-27	-32	-47
Orkan	-20	-27	-35	-50

Kunstfaserschlafsäcke sind zwecks der besseren Feuchtigkeitsabweisung in unseren Breitengraden zu bevorzugen. Zum Schlafsack gehört unbedingt eine Isoliermatte und ein Biwaksack.
Der Schlafsack sollte einen **Komfortwert** von mindestens - 15 ° C, besser - 20 ° C haben. **Von Vorteil:** Zweiwegereisverschluß, **keine** Durchsteppung, **keine!!!** Aluzwischenschicht. **Konstruktion:** Kanal o. V-Art mit Differenzialschnitt (Innenteil kleiner als Außenteil).
Kinderschlafsäcke mit Komfortwerten von mindestens - 15 °C sind mir nicht bekannt. Fragen Sie nach Sonderanfertigungen. Kinder bis etwa 7 Jahre (je nach Entwicklung) sollten bei einem Erwachsenen im Schlafsack bleiben. Notfalls auch 2 Kinder in einen Schlafsack. Größere Kinder bekommen einen normalgroßen Schlafsack der eingeschlagen wird (Überschuß als Unterlage oder nach innen stopfen). Wenn der Schlafsack nicht gebraucht wird, dann zu Hause locker aufhängen, aber griffbereit halten.

Alle Ausrüstungsgegenstände für Draußen müssen unter Umständen hohe Belastungen für längere Zeit aushalten. Hier darf nicht gespart werden. Für Oberbekleidung und Schuhe ist Wasser- und Winddichtigkeit unabdingbar, ebenso die Strapazierbarkeit. Eine Alternative zu den teuren Funktionsjacken (Goretex/Sympatex etc.) ist ein ausgemusterter Armee-Poncho (allerdings ist er nicht atmungsaktiv). In Armeeläden (Versand) ist dieses Vielzweckkleidungsstück für 20 - 30 Euro zu haben.

Ein Poncho ist außerdem:

1) ein annehmbarer **Zelt-Ersatz** (Schnur zwischen 2 Bäume spannen, Poncho darüber, Seitenteile mit Schnüren und Holzpflöcken am Boden verspannen; mehrere Ponchos sind sind zusammenknüpfbar).

2) **eine Krankentrage** (Druckknöpfe verbinden, und 2 Stangen durchstecken)
3) **ein Wassersammler und Transporteur** → dazu Kapuze abbinden.

Zelt:
Ein Zelt bietet erhebliche Vorteile, ist aber kein absolutes Muß.
Im Ernstfall kann man in windgeschützten Bereichen (hinter Sträuchern, in Mulden, Felsnischen oder Höhlen mit dem Biwaksack gut zurechtkommen. Die Gewichts- und Platzfrage ist für den Einzelnen schwerer zu lösen. In der Gruppe läßt sich alles besser aufteilen.

Kinder und Jugendliche

Bedenken Sie bitte die psychische Stabilität und Belastbarkeit Ihrer Kinder. Kinder haben ein sehr feines Gespür. Ihnen etwas vorzumachen, hat wenig Sinn. Damit ist nicht gemeint, in negativer Art von all dem zu sprechen was kommen kann, sondern die Vorbereitungen als selbstverständliches Geschehen in den Alltag einzubeziehen. Je nach Entwicklungsstand der Kinder (ca. 10 - 12 Jahre) sind Hinweise und Gespräche bezüglich der weltweiten Vorgänge und der möglichen Konsequenzen daraus durchaus angebracht, besonders wenn die Kinder selbst solche Themen ansprechen. Wichtig dabei ist, immer Hoffnung und Mut zu vermitteln.
Unterschätzen sollte man Kinder ebensowenig. Sie sind oft große Stützen für die Familie. Ob kleine Kinder die eine erstaunliche Gelassenheit und Freude verbreiten oder Jugendliche die, wenn sie gefordert werden, gute Gedanken beitragen oder bei Arbeiten sehr hilfreich sind. Je nach Alter der Kinder werden sich die Vorbereitungen automatisch etwas anders gestalten. Die materiellen Dinge werden wie bei den Erwachsenen gehandhabt, unter Einbezug des individuell für das Kind Notwendigen. Dazu ein paar Punkte:

- Warme Kleidung, Kinder frieren schneller.
- Trinken sehr wichtig.
- Je nach Alter der Kinder muß ihr Gepäck ganz oder teilweise von den Erwachsenen getragen bzw. bewegt werden (Fahrrad, Leiterwagen, sonstiges). Dem Kind trotzdem einen kleinen Rucksack geben (Gemeinschaftsgefühl), in dem etwas „sehr wichtiges“ (aber leichtes) transportiert wird. Das Kind ist somit positiv abgelenkt, es hat eine Aufgabe.
- Dies gilt auch für ältere Kinder und Jugendliche, nur das hier eine wirkliche Aufgabe delegiert werden kann.

✏ Dinge, die geübt und geplant werden müssen: Möglichst die ganze Familie einbeziehen (höhere Effizienz). Gemeinsames Tun und Einüben bringt wichtige Erkenntnisse und Sicherheit. Kinder spielerisch heranführen, z. B. beim Zeltaufbau, Feuer machen, Tarnübungen, Verhalten in der Natur, bei Bränden usw.

✏ Um Kleinkinder, bis ca. 3 Jahre, kräftesparend zu tragen, kann ein Rückentragegestell oder ein Brustgeschirr bzw. großes Tuch sehr hilfreich sein.

Eltern mit Kindern werden sich nun vielleicht wegen der Mehrbelastung benachteiligt vorkommen. Im Gegenteil. Selbst in schwierigsten Situationen hat sich immer wieder gezeigt, daß ungeahnte Kräfte und Ideen bei Eltern freigesetzt werden, wenn es um ihre Kinder geht. Hier wirkt die angeborene Aufgabe, das Leben weiterzutragen.

Führung – wer und wie?

Die Leitung einer Familie oder Gruppe hat „nur" eine Person inne, die die Entscheidungen trifft (Stellvertreter auswählen). Das schließt einen Gedankenaustausch nicht aus. Entscheiden tut aber nur einer, damit in Situationen, die schnelles Handeln erfordern, nicht erst noch diskutiert wird. Eine wirkliche Autorität wird spontane, gute Ideen aus der Gruppe jedoch aufnehmen und umsetzen, ohne sein Ego in Gefahr zu sehen. Auch wenn der oder die Leiter(in) unsicher ist bei einer Entscheidung, sie sollte doch getroffen werden. Lieber eine vermeintlich falsche Entscheidung, als gar keine. Die neue Situation bringt neue Lösungsmöglichkeiten, unter Umständen sogar bessere.

Folgende Punkte sollte der oder die Führende beachten, um die seelischen und körperlichen Voraussetzungen für die Sicherheit seiner Gruppe zu gewährleisten:

a) Die Gruppe muß immer ehrlich und vollständig informiert werden. Unwahrheit kann das Vertrauen dauerhaft schädigen.
b) Jeder muß aufgerufen werden, die Anpassung an die neue Situation zu fördern. (Energie nicht in Klagen sondern in Kreativität investieren.)
c) Angst erklären. Angst ist etwas natürliches und sinnvolles, sie muß aber beherrscht werden (siehe Kapitel Angst).
d) Gemeinsame Ziele wiederholt hervorheben und immer wieder betonen, wie wichtig der Einzelne für die Gruppe ist, was ja auch stimmt. Teilerfolge zur Motivation nützen.

e) Aufgabenverteilung nach Fähigkeiten und Belastbarkeit. **Eine** Aufgabe, auf die man sich voll konzentrieren kann, genügt meist, um Angst teilweise zu vergessen, und es werden neue Kräfte geweckt.
f) Alle Maßnahmen (z. B. Tagesetappen, Mahlzeiten, Aufgabenstellung) auf den „Schwächsten" der Gruppe abstimmen. **Achtung:** Körperlich starke Personen, können psychisch durchaus sehr anfällig sein und umgekehrt.
g) Die Kommunikation sollte trotz Anspannung freundlich und achtsam sein. Fragen und Antworten sind kurz und klar zu formulieren.
h) Tagesetappen rechtzeitig vor Einbruch der Dunkelheit beenden (ca. eine Stunde vorher), um das Lager vorzubereiten. Groben Tagesplan für den nächsten Tag erstellen. Flexibilität und Spontanität muß erhalten bleiben.
i) Wer zu Fuß unterwegs ist, bitte Pausen bedenken. Lieber öfter und kurz (z. B. jede Stunde, maximal 10 Minuten). Bei zu langen Pausen sinkt der Kreislauf zu sehr ab, und es ist mühsamer als vorher.

Durchhalten und Überleben beginnt im Kopf!

Die mentale, gedankliche Einstellung in schwierigen Situationen ist entscheidend, wie wir sie meistern. Es heißt nicht umsonst „Gedankenkraft". Kraft unserer Gedanken bestehen wir eine Herausforderung oder nicht. Wenn jemand sagt, er schafft es nicht, dann schafft er es nicht. Statt das Wort „hoffnungslos" zu denken oder zu sagen, gibt es Worte wie „ich kann", „es geht", „ich schaffe es", „es ist gut" oder „es gibt immer einen Weg". „Jetzt".

Landwirtschaft

Ausgangslage: Kein Dieselkraftstoff, kein Strom, kein öffentliches Wasser. Obwohl diese sehr ungünstige Voraussetzung nicht überall eintreten wird, sollte überall mit ihr gerechnet werden.

Das wichtigste Problem ist Wasser! Wer eine eigene Quelle hat, sollte sie einfassen und Rohre zum Haus legen (tief genug wegen Frost). Alte Brunnen wieder herrichten, evtl. mit anderen Landwirten zusammen neuen Brunnen anlegen. Auch große Wasservorräte reichen bei Großviehhaltung nur wenige Tage. Handmelken wieder üben, genügend Futtervorräte einlagern,

bei Zuspitzung einer Krise oder Vorwarnung noch Odelgruben entleeren. Einfache Tierarzneien bevorraten. Für den Ausfall der Schwemmentmistung ist ein Strohvorrat anzulegen. Notschlachtungen vorbereiten, dafür Räuchergelegenheit und Behälter zum Einpökeln bereithalten. Evtl. Notstromaggregat für Melkmaschine u. ä. anschaffen. Das hat aber nur Sinn, wenn der Treibstoff dazu im Faß (außer Haus) versteckt ist, so daß er von durchziehenden Truppen nicht beschlagnahmt werden kann.
Für die Landbearbeitung wäre ein Haflinger einzusetzen. Dazu muß das Geschirr, Leder für Reparaturen, Lederfett, Zwirn, Nadeln, Pfriem und anderes Sattlerwerkzeug wieder vorhanden sein. Die wichtigsten Geräte für das Pferd sind bald instandzusetzen: Pflug, Egge, Wagen. Wo vorhanden, Schmiedewerkzeug in Ordnung bringen. Ältere Leute um Handwerkskenntnisse aus der Vorstromzeit fragen. Im ersten Weltkrieg erfüllte die Landwirtschaft ohne Strom und Diesel ihre Aufgaben. Grünlandwirtschaft wird reduziert werden müssen, dafür Kartoffel-, Gemüse- (Kraut, Rüben) und Getreideanbau vorbereiten. Der Kartoffelanbau benötigt kaum technische Hilfsmittel. Evtl. Ölanbau (Raps) wiederaufnehmen, und eine einfache Ölmühle beschaffen oder wieder instand setzen.
Auch Kleintierhaltung wird wieder interessant werden: Hühner, Enten, Gänse und Schafe. Auch an Fischteiche (Forellen) ist zu denken.

Zur Konservierung von Fleisch und Gemüse wäre eine manuell betreibbare Eindosmaschine* wünschenswert, ebenso ein Kessel zum Einkochen der Dosen. Wäsche wird wieder im Kessel gewaschen werden müssen. Die Räume und Kessel dazu sollten wieder hergerichtet werden. Und Geräte für die manuelle Milchverarbeitung (Butterfaß u. ä.). Seile und alle Handarbeitsgeräte der Vergangenheit werden wieder wichtig.

Zum Schluß noch eine dringende Bitte. Wer als Landwirt heute intensiv und verantwortungsbewußt solche Vorsorgemaßnahmen einleitet, könnte im Dorf bald zum Gesprächsthema, vielleicht auch zum Gespött werden. Es mag ihm ergehen wie dem biblischen Noah. Bitte, liebe Landwirte: Laßt Euch dadurch nicht verrückt machen. Von dem, was Ihr tut oder nicht tut, hängt Tod oder Leben vieler Mitmenschen ab. Nur haben dafür viele Landwirte noch nicht den Blick. Wer ihn aber hat, sollte intensiven Kontakt mit Gleichgesinnten pflegen. Nur das wird ihm das nötige Stehvermögen geben. Gemeinsam ist man stärker!

---

* Firma Titus Schoch GmbH, Dettingen Augarten 39, 72160 Horb am Neckar
Tel.: 07482/1201-1203; Fax: 07482/1029 oder beim Metzgerei-Großhandel

Über den Sinn,
... Vorbereitungen zu treffen!

Zu diesem Thema muß ich etwas ausholen. Sie kennen die Aussprüche: „Es hat ja doch keinen Sinn“ oder „Sterben müssen wir sowieso alle einmal“. Auch wenn ich keinen einzigen Menschen überzeugen könnte dies von einer anderen Seite zu betrachten und Initiative zu ergreifen, so hätte dieser Versuch einen Sinn. **Im Versuch liegt der Sinn!** Es gäbe keine Erfindungen, Neuerungen, Entdeckungen oder Rettung aus einer vermeintlich aussichtslosen Situation, ohne Versuche. Ja selbst Kinder sind das Ergebnis von Menschen, die versucht haben, den Partner kennenzulernen.
Und Kinder sind vor allem der Ausdruck des Lebens, sich höherzuentwickeln. Das Leben beinhaltet Zuversicht und Hoffnung, das es weitergeht, das etwas Tragfähiges da ist und dasein wird. Ein Versuch ist somit die Voraussetzung zu indirekter oder direkter Entwicklung.

Konträre Strömungen wie Resignation, Depression, Apathie, Lebensmüdigkeit sind angesichts der gesellschaftlichen Verhältnisse, gerade in den Industrieländern, nicht nur offensichtlich, sondern eine logische Folge der lebensfremden Gesamtentwicklung. In einer engen Gesellschaft ist vieles vorreglementiert, gebahnt, eingefahren, bequem und abgesichert.
Verantwortung hat der Staat, das Gehalt kommt pünktlich aufs Konto, der Krankenschein sichert die Genesung (?), der Supermarkt ist immer gefüllt, und, und, und... Die Versorgung scheint allumfassend. Das sind die Eckpfeiler der Wohlstandsblindheit.
Jedem sei gegönnt, das es ihm gut gehe, das Problem ist die Gewöhnung. Der seit den 60er Jahren gewachsene hohe Lebensstandard hat den Eindruck des wirtschaftlichen Perpetuum Mobiles entstehen lassen. Zusammen mit der immer mehr reduzierten „wahren“ menschlichen Begegnung hat dies in der Bevölkerung die innere feste Basis destabilisiert und den Weg gebahnt, für Suchtstoffe aller Art, als Ersatzfüllmaterial für seelische, innere Leere. Auf die Einschnitte und Begrenzungen die wir nun die letzten Jahre auf allen Ebenen erleben, war kaum jemand vorbereitet. Das Fundament der vermeintlichen Sicherheit bekam Risse und brökelt weiter. Dies trifft natürlich die unteren Gehaltsklassen besonders. Entlassungen wegen Einsparungen bzw. Verlagerung der Produktion ins Ausland, lassen die Schere zwischen Arm und Reich weiter auseinanderklaffen. Die neue Armut ist schon lange Tatsache, die Verschuldung nahezu normal. Zu schnell gewachsener Wohlstand, begleitet von technischem Allmachtsgebaren, aber ohne geistiges Fundament, kann nicht beständig sein.

Aus dem Indianischen

Technologie ist eine sehr oberflächliche Form des Wachstums. Ein Stammesvolk, bei dem das Geistige zuerst bedacht wird, prüft fortwährend alles Neue und Alte hinsichtlich seiner geistigen und gesellschaftlichen Harmonie, mit seiner eigenen Geschwindigkeit nimmt es etwas in seinen geistigen Rhythmus auf oder scheidet es aus.

K'apisehimu

Wo der Bezug fehlt zu Begriffen wie Durchhaltevermögen, Beschränkungen auszuhalten, Reduzierung wenigstens eine zeitlang zu akzeptieren, da ist der Rhythmus des Lebens von Saat, Wachstum, Ernte und Ruhe nicht verstanden. (Damit ist die Gesamtsituation unserer Gesellschaft gemeint und nicht die vielen fleißigen, braven und pflichtbewußten Menschen, die sich oftmals viel zu lange ausnutzen lassen von den Fordernden (politische Ebene). Doch Forderungen, die durch undurchsichtige und vielfältige Gesetzestexte die Basis ausbluten und wo Leistung durch wachsende Abgaben unter Strafe gestellt wird, da ist der Kollaps vorprogrammiert!)

Wir haben über 30 Jahre Erntezeit gehabt. Das ist als ob man einem Apfelbaum abverlangte das ganze Jahr Früchte zu produzieren.

Durch die Forderungen von immer mehr, immer besser, schöner, größer, mundgerecht, möglichst alles sofort, umsonst und das auf ewig, hat sich ein Zerrbild, eine Vorstellung von Leben und dessen Sinn manifestiert, das der tatsächlichen Bedeutung diametral gegenübersteht. Wie konnte es soweit kommen?

In den 40er Jahren wurde in Amerika ein Vergleichsversuch mit wilden Kaninchen gemacht. Eine Gruppe wurde in einem Areal gehalten und beobachtet, wo die Lebensbdingungen der freien Natur entsprachen, also mit den natürlichen Feinden, Nahrungssuche, Wind und Wetter, Aufzucht der Nachkommen usw.

Die 2. Gruppe wurde in einem Gehege gehalten, wo es keine natürlichen Feinde gab, Wettereinflüsse fehlten, reichlich gefüttert wurde, es war das Kaninchenparadies! Oder doch nicht?

Von Generation zu Generation wurde in dieser Überfluß-Kaninchengesellschaft die Dekadenz größer. Das bequeme Leben hatte die Tiere fett, träge, instinktlos und krankheitsanfällig werden lassen. Die Geburtenrate ging zurück. Die Nachkommen bauten immer schneller ab.

Im normalen Lebenskampf wie bei Gruppe 1 hatte Gruppe 2 kaum eine Überlebenschance.

Die Tiere der ersten Gruppe waren dagegen wach, kräftig, lebhaft, gesund und die Geburtenrate war stabil.

Dies soll die Vorgeschichte sein, warum Deutschland nach dem 2. Weltkrieg laut Marshall-Plan zum Industriestaat aufgepäppelt wurde, das den Wohlstand brachte, aber auch die Dekadenz.
Der Morgenthau-Plan, der aus Deutschland einen Agrarstaat machen sollte und somit aller Wahrscheinlichkeit nach auch eine wachere, gesunde Bevölkerung zur Folge gehabt hätte, war den Siegermächten zu gefährlich. Daß dieses System auch anderen Ländern „gebracht" wurde, hat die Möglichkeit der Manipulation damit einfach nur erweitert.
Ob der Kaninchenversuch nun tatsächlich der Anlaß war, den Morgenthau-Plan zu verwerfen, oder ob es sich um eine Erfindung handelt, ist letztendlich nicht relevant. Das Ergebnis **spricht** für sich.
Hätte man im Jahre 1960 den Menschen den Zustand ihrer Gesellschaft und der Welt von 2002 glaubhaft darstellen können, es wäre höchstwahrscheinlich zu einem Schock gekommen. Die rasende technisch-wirtschaftliche Entwicklung ließ den Menschen keine Zeit sich mit deren Auswirkungen zu beschäftigen (siehe Indianer-Zitat). Die Vielfalt aller Einflüsse verwirrte den Blick. Nach dem Prinzip der kleinen Schritte wurde das natürliche Empfinden, für die Dinge, die dem Menschen schaden, immer mehr abgebaut.
Wollte man der Bevölkerung etwas „verkaufen" bzw. etwas durchdrücken, so wurde z. B. am schwachen Punkt des schlechten Nachkriegsgewissens, der Hebel angesetzt. Natürliche Schranken die dem Leben halt gaben, wurden mit Schlagworten und rhetorischer Findigkeit abgebaut. Man benutze nur Worte wie z. B.: „Toleranz", – welches in der Bevölkerung Akzeptanz und eine wichtige Aufgabe besitzt – in der falschen Situation oder am falschen Beispiel, also als Schlagwort und die Chance, daß naturfernen und schädlichen Dingen Tür und Tor geöffnet wird, ist beträchtlich. Auch die Toleranz ist niemals uferlos und hört spätestens da auf, wo gemeinschaftlich tragende Werte gefährdet und untergraben werden, wie z. B. mit Parolen des Neo-Liberalismus wie „Recht ist was mir nützt" und „Tu was Du willst".

Ein weiterer Geniestreich der Volkslenkung ist, das man die Menschen nicht etwa manipuliert in dem ihre Erwartungen erfüllt werden, **sondern indem ihr Wunschdenken und ihre Gier gefördert werden.**

„Die Erde hat genug für jedermanns Bedürfnisse,
aber nicht für jedermanns Gier."

Mahatma Gandhi

Was Wunder, wenn die heute zuständigen (Amts-)Stellen Alarm schlagen, weil die Wohlstandsverwahrlosung, Kinderkriminalität, Kindesmißbrauch, Gewalteskalation, Drogenkonsum, Pronographie und Prostitution, usw. nahezu unkontrollierbar geworden ist.
Die Jugend rächt sich auf ihre Weise. Ohne die gesunden Grenzen wurde sie grenzenlos. Statt Nähe, Geborgenheit, Aufmerksamkeit und Zeit schenkte man ihnen Geld und Waren. Wo einer jungen Generation falsche Sinninhalte gegeben werden, braucht sich die Gesellschaft nicht zu wundern, wenn ihr der Spiegel vorgehalten wird. Wir wurden und werden regelrecht langsam abgekocht. Es ergeht uns wie dem Frosch, der in einem Glas mit Wasser sitzt, welches ganz langsam erhitzt wird. Er merkt es nicht und stirbt, da die Übergangsstufen von kaltem zum kochenden Wasser sich in kleinen unmerklichen Schritten vollziehen. Wird ein Frosch dagegen in heißes Wasser gesetzt, hüpft er um sein Leben. Die sinnlosen (in dem Fall schon wieder sinnvollen) Auswüchse der Jugend sind nichts anderes, als die übersteigerte Reaktion – ansich ein Hilfeschrei – auf die sinnentleerte Welt der Erwachsenen, die brav dem Konsumterror weiter frönen.
Nun, wir sitzen wie der Frosch da und merken es nicht wie unsere Sinne u. a. durch die technische Reizüberflutung (TV, Radio, Computer, Game Boy...) überspült, überfordert werden. Allein die Frage zu stellen, nach dem (Lebens-)Sinn, was für eine gesunde körperliche und geistige Entwicklung wichtig ist, wird durch den Drang nach ständiger Reizbefriedigung behindert. Dies ist ein Suchtelement, das auch immer stärkere Reize fordert.

„Sinnentleerte Reizbefriedigung, fordert ständige Steigerung der Reize, um der Entdeckung der darinliegenden Sinnlosigkeit zu entgehen."

Begriffe wie „Von Sinnen sein" oder „Nicht ganz bei Sinnen sein" beschreiben passend das Feld der wachsenden Orientierungslosigkeit.
Durch eine solche Entwicklung wird der Mensch von seinem Urgrund, von seinem seelischen Nährboden isoliert und der Seele bleibt keine andere Wahl, als durch das Leid den Weg zur
Be-sinnung zu zeigen.

Victor Frankl (†) der weltbekannte und beliebte Wiener Psychologe und Begründer der Logotherapie stellte die „Sinn-Frage" in den Mittelpunkt seiner Arbeit. Eigene leidvolle Erfahrungen und Beobachtungen im Kriegsgefangenenlager während des 2. Weltkrieges bilden die Basis seiner Aussagen.
Aus all seinen Gesprächen mit Kriegsgefangenen oder später mit Patienten konnte er eine Essenz herausfiltern: **„Man braucht einen Grund"** um in schweren Zeiten durchzuhalten, um Unmenschliches zu ertragen oder auch Übermenschliches zu leisten. Er begegnete z. B. im Kriegsgefangenenlager

einem jungen, kräftigen, gesunden Mann der nach wenigen Wochen die schweren Bedingungen nicht mehr ertrug und bald starb. Gutem Zureden entgegnete er, er habe doch Niemanden und Nichts, für was es sich lohne, sich weiter zu quälen. Andere wesentlich schwächere Lagerinsassen ertrugen unglaubliche Strapazen. Sie hatten Familie und Kinder zu Hause und wollten sie wiedersehen. Sie hatten einen Grund, ein Ziel, was ihnen Kraft verlieh.
Auch eine Vision, die der eine oder andere in seinem Leben noch verwirklichen wollte reichte als Grund durchzuhalten.
Aber die einfachste und auch logischste Aussage einen Sinn in etwas zu sehen, ist von einem Mann überliefert, der sowohl im 1. wie auch 2. Weltkrieg in Kriegsgefangenschaft geriet: „Schlimmes habe ich erlebt, aber darum das Schöne und das Leben erst schätzen und achten gelernt. Schau ich zurück, so gibt mein gegangener Weg einen Sinn. Viel durfte ich erkennen. Was die Vorsehung für mich noch bereit hält, kann ich nicht sagen, ich weiß nur, daß morgen schon alles wieder ganz anders sein kann und ich gebraucht werde.“ Dieser Mann hat auch das 2. Gefangenenlager überstanden und war später im Berufs- und Privatleben ein gütiger und verständnisvoller Mensch, der durch seine natürliche Autorität vielen Menschen ein Vorbild und Wegweiser war.
Wenn im Gegensatz zu solch menschlichem Sinnverstand vorwiegend Besitz oder das Anhäufen von Besitz zum Selbstzweck mutiert, so gibt es dabei einen üblen Trittbrettfahrer.
Es ist die **Angst** alles zu verlieren, man klammert am Besitz. Der Verlust erzeugt Leid. Die Angst hat dann Zugriff auf uns, wenn keine Basis da ist, die andere Werte beinhaltet, Werte die stofflich nicht faßbar sind, wie z. B. zwischenmenschliche Verbundenheit, Achtung, Visionen und Gottvertrauen!
Hier soll der materielle Besitz keineswegs verteufelt werden. Es geht um **die Ausgewogenheit von materiellen und geistig-seelischen Bedürfnissen.**

Was heute aber leider vorherrscht ist materielle Überernährung bei gleichzeitiger geistiger Unterernährung. In diesem Milieu kann sich kaum ein positiver zukunftstragender Sinnbegriff halten oder entwickeln, der dem Betroffenen bei Verlust der materiellen Werte und damit der „scheinbaren Sicherheit“ eine ausreichende geistige Stütze bieten könnte.

Die Waage, als uraltes Sinnbild für die Forderung nach Ausgewogenheit, liefert auch für den „Sinn“ ein gutes Bild.
Ist die materielle Gewichtung stärker, so wird die Waagschale nach unten gedrückt und der geistig/seelische Aspekt gleichzeitig nach oben entschweben. Sie verlieren sich aus den Augen. Wer auf dieser unteren Waagschale

ständig weiter nach Sicherheit sucht, auch wenn sie ihm genommen wurde, wird den Ausweg nicht finden. Erst wenn man seinen Blick nach oben richtet und die „schweren Dinge“ loslassen kann, hat die obere Waagschale die Möglichkeit entgegenzukommen. Umgekehrt geschieht es denjenigen, die sich schon in höchsten Regionen wähnen und mit der Materie nichts mehr zu tun haben wollen. Hier gilt es wieder mehr „Gewicht“ zu bekommen und auf dem Boden seinen Mann oder seine Frau zu stehen.
In beiden Fällen will die Schöpfung begriffen werden. Dahin führt u. a. die respektvolle Handhabung der Materie ohne Ausbeutung. Wir sind auf dem richtigen Weg den Sinn zu finden, wenn wir Gott wieder in allen Dingen erkennen und wenn wir durch unser tätiges Miteinander dafür sorgen, das nichts Lebendes mehr leidet.
Sonst ist es wahrscheinlich, daß die Natur (Mutter Erde) auf die falschen Handlungen der Menschen noch mehr mit Katastrophen antworten wird. Die seit 1990 überproportionale Zunahme an Überschwemmungen, Erdbeben, Orkanen oder Vulkanausbrüchen, ist z. B. durch die Versicherungskonzerne dokumentiert. Ganz zu schweigen von den Großbränden, Eisenbahn-, Flug- und Schiffsunglücken usw. Vermeintlich – vom Kopf her – ist die Eskalation nicht erklärbar. Erkennen wir aber darin die Reaktion auf unsere natur- und lebensverachtenden Handlungen und Gedanken, das die Geduld der Natur am Ende ist, so sind dies Warnungen, wie sie deutlicher nicht sein können. Unterstrichen wird dies noch durch wissenschaftliche Aussagen über unsere Biosphäre, die ironischerweise nur bestätigen, was die Propheten schon jahrhundertelang vorhersagten. Aber ist es ein Wunder, das es soweit gekommen ist, da der Maschinentakt – die Produktion um des Profits Willen – den Lebensrhythmus vorgibt?

„Technik darf nicht gekoppelt sein mit dem Gedanken des börsenorientierten Profits.“

(Prof. Rössler)

„Die Lösung der Gesellschaftlichen Probleme kann nicht im Paradigma (Grundsatz) der technischen Entwicklung liegen, sondern in ihrer sozialen Anwendbarkeit.“

(Ein Vorstand der Siemens AG)

Also Technik ja, aber im Einklang mit ethischen und naturkonformen Vorgaben. Durch das Aufbäumen der Erde werden wir hoffentlich zu der Einsicht geführt, daß die Außwirkungen im Außen vom Erkennen und Handeln des Einzelnen abhängen.

Neben all diesen übermächtig erscheinenden unguten Strömungen auf der Welt, gibt es aber auch mehr und mehr Menschen, die bewußt oder unbewußt ein gutes Beispiel geben und mit Freundlichkeit, Herzlichkeit, achtsamem Verhalten, Geduld, Güte, Konsequenz, Disziplin und Mut ein positives Gegengewicht bilden und schon in ihrem Verhalten ein sinnvolles Vorbild geben.
Warum ist diese Gruppe noch so in der Minderheit und warum werden die sich immer deutlicher abzeichnenden Mißstände auf fast allen Ebenen kaum wahrgenommen bzw. verdrängt?
Dafür sind, denke ich, zwei Gründe vorrangig zu nennen. Erster Grund ist das „Titanic-Phänomen".

1911, das größte Passagierschiff der Welt wurde fertiggestellt. Die Ingenieure und Konstrukteure glorifizierten ihr Schiff als „unsinkbar". Erfüllt vom Rausch dieses gewaltigen technischen Erfolges ignorierte deren Kapitän die Eisbergwarnung und steuerte sein riesiges Schiff mit voller Kraft voraus. Plötzlich: Die Kollision mit dem Eisberg. Die Passagiere erschütterte und beunruhigte dies nicht sonderlich. Sie waren so davon überzeugt, daß ihr riesiges Schiff unsinkbar sei und feierten und tanzten unbekümmert weiter. Ganz langsam sank der Riese. Erst als man im Oberdeck nasse Füsse bekam und im Unterdeck den Passagieren das Wasser bis zum Halse stand, suchte man nach Rettungsbooten. Doch plötzlich ging alles ganz schnell, der stählerne Sarg neigte sich geschwind, bot keinen Halt mehr, keine Flucht mehr möglich. In Minutenschnelle zog er die jetzt verzweifelten Menschen in den starren, eiskalten Tod der Ozeantiefe.

Vergangenheit? NEIN! Präsente Gegenwart. Wir sitzen alle in der Titanic, in einem Boot. Dieses soziale und demokratische Marktwirtschafts-Boot wurde als das Beste gepriesen. In ihm wird noch unbedenklich dahingelebt. Doch es ist bereits tödlich leckgeschlagen. Der Schiffsbauch, unsere Wirtschaft, ist schwer verwundet. Die sozialen Systeme und Versprechungen sind nicht mehr finanzierbar, sie saufen ab. Doch noch immer tun alle so, als ob nichts wäre und alles noch o.k. sei! Wir hören und sehen im Fernsehen so viel Horror-, Gewalt- und Katastrophen-Filme vom sicheren Fernsehsessel aus, daß wir für die uns einschnürende Realität empfindungslos geworden sind. Unverständlicherweise ist noch keine Panik im Volk festzustellen und auch niemand ruft nach Rettung. Die informierten Volksführer jedoch sind bereits klammheimlich in die Rettungsboote umgestiegen, und haben nur den auserwählten Passagieren den Ernst der Lage bekanntgegeben. Den Rest der Passagiere ergreift vielleicht nun in letzter Minute doch noch die Panik und sie suchen nach den Rettungsbooten und Schwimmwesten, doch niemand weiß wo!

Interessant das ausgerechnet 1998 der Titanic-Film ein weltweiter Kassenschlager ist. Ein Wink?

Der zweite Grund basiert auf der Angst aus dem sozialen Netz zu fallen und gegen den Strom schwimmen zu müssen, auch wenn man spürt oder erkannt hat, daß es so nicht weitergehen kann. Wie Eingangs schon erwähnt, wächst die Unzufriedenheit, Orientierungslosigkeit und Ohnmacht ob der herrschenden Zustände.
Die Menschen sind eingebunden in staatlich verordnete Lebens- und Verhaltensmuster. Sie verlieren sich in bürokratischer Vielfalt bzw. unnötigen Bürgerpflichten und werden mit wichtigscheinendem Un-Sinn auf Trab gehalten. Vom Steuerdschungel über Rentendebatten zum Krankenkassenthema. Es wird lamentiert, aber konstruktiv Nützliches passiert wenig. Dagegen wird in der Gesellschaft immer weiter Teilung und Entfremdung geschürt, indem einzelne schwarze Schafe in der Bevölkerung medientechnisch unverhältnismäßig viel Raum und Aufmerksamkeit bekommen, um allgemeines Mißtrauen und Angst zu schüren und damit u. U. Verbote und Gesetze zu installieren, die die Freiheit und Vielfältigkeit langsam, unmerklich aber zielsicher, immer weiter einschränken. Die Steuer- und Gesetzesundurchsichtigkeit nimmt zu, Auflagen und Abgaben wachsen und die Rechtsverunsicherung ist allgegenwärtig.
Das ist staatliche Beschäftigungstherapie für die Bürger und hat wohl System, damit sie nicht merken, wie sich die Funktionärsklasse immer unantastbarer macht und die Parlamentarier – vorwiegend die der EU – sich in neuen unnützen Verwaltungs und Vorschriftsergüssen baden, um auf diese Weise ihre Daseinsberechtigung zu dokumentieren. Das politische Instrumentarium wird zum Selbstzweck der Machterhaltung eingesetzt und dies auf dem Rücken des verwirrten Bürger.

„Das Grundübel unserer Demokratie liegt darin, daß sie keine ist. Das Volk, der nominelle Herr und Souverän, hat in Wahrheit nichts zu sagen. Besonders kraß ist es auf Bundesebene entmündigt, obwohl gerade dort die wichtigsten politischen Entscheidungen fallen."

Prof. Dr. H. H. von Arnim, „Staat ohne Diener", S. 335

(Weitere Literaturempfehlungen im Anhang.)

Wahlversprechen sind meist schon Lügen, wenn sie den Kehlkopf des Politikers verlassen. Aber diese wissen um die Vergeßlichkeit der Wähler. Kein Wunder bei diesem Informationssalat und der Schnellebigkeit.
Warum werden Aussagen und Versprechen unserer „Führer" eigentlich nicht aufgeschrieben und bei Nichteinhaltung zur Rechenschaft gezogen? Es ist wohl unsere Obrigkeitshörigkeit!

> *„Feigheit und Zittern führen uns nicht zum Ziel. Das ängstliche Beobachten der Mächtigen erniedrigt uns nur.“*
>
> *Gottlieb Duttweiler*

oder moderner ausgedrückt laut einem Zitat aus dem Münchner Merkur 1.8.98.

> *„Die Leute haben die Schnauze voll. Die haben die Mauer weggehauen. Und demnächst hauen sie die Politiker weg.“*
>
> J. Vogel, Schauspieler

Bei solchen Äußerungen spürt man das Unbehagen und die Wut der Bevölkerung über die Zustände und über die politische Kaste, da bei diesem (absichtlichen?) Irrgarten an Verantwortlichkeit sehr schwer auszumachen ist, wo zu **guten** Veränderungen angesetzt werden könnte. Wir werden sozusagen schwindligregiert. Statt Vereinfachung mehr Verwirrung. Es gibt nicht einmal eine „echte“ Opposition. Das wäre gewesen, wenn eine der großen Parteien gegen den „EURO“ in der Wahl votiert hätte. Weit gefehlt. Bei der wohl wichtigsten Entscheidungen für Deutschland seit 50 Jahren hatten „Sie“ keine Wahl. Wenn die Mehrheit der Wähler einen spektakulären Wechsel zu einer kleineren Parteien gewagt hätte, wären einige etablierte, verkrustete Strukturen unter Umständen im positiven Sinne verändert worden. Auch wenn die herrschenden Zustände durchschaut und die Verfehlungen bekannt werden, wären Schuldzuweisungen und die Suche nach Sündenböcken nur Symptombehandlung. Man kann mit uns – privat oder politisch – nur das tun, was wir zulassen oder was wir nicht erkennen (wollten), eben weil wir auf den geschickt verteilten Leim irdisch-paradisischer Versprechungen gekrochen sind. Wir haben lange genug mit Fingern auf sogenannte Schuldige gezeigt und es hat doch immer mit uns selber zu tun. Das heißt nicht, das wir schädliche Strukturen weiter dulden, aber es geht nicht um ein Verurteilen, sondern um die direkte Veränderung bei uns selbst. Natürlich ist dies eine Gratwanderung zwischen der Verantwortung für Essen, Trinken, Arbeit und Familie und dem Drang dies alles in menschen- und naturgerechter Weise zu bewältigen. Vielleicht stehen dann noch überholte Konventionen im Weg und man verharrt im alten Muster. Lebenslügen läßt das Schicksal auf Dauer aber nicht zu und so kommt es eben privat und beruflich zu immer mehr Unzufriedenheit, weil z. B. durch das wirtschaftliche Mithalten (Prestige) und dem damit verbundenen „Job“ zum Geldverdienen, der aber nicht befriedigt, die Familie sich immer mehr fremd wird. Die zunehmenden Zivilisationskrankheiten sind zusätzlich ein Indikator dafür, daß die Seele(n) mit diesen Umständen und Bedingungen nicht einverstanden ist (sind). Wie Christian Morgenstern so treffend schreibt: *„Der Körper ist der Ausdruck der Seele im Sichtbaren.“*

Das Menschen trotzdem in alten Mustern und Lebensbedingungen verharren, ist aber doch eine verständliche und erklärbare Reaktion.
Schlechtes oder Überholtes wird eben oft beibehalten, da man es kennt, man ist es gewöhnt. Es ist die Angst vor dem Ungewissen, dem Fremden oder dem Neuen, auch wenn Besseres oder die Lösung wartet. Es ist die Angst, was der nächste Schritt bringt.
Die so im Zwiespalt stehenden werden noch zusätzlich durch jene verunsichert, denen der gegenwärtige Zustand unverhältnismäßige wirtschaftliche oder andere Vorteile bringt und in Anbetracht dessen, sie den Ernst der Lage selbstsicher und selbstgerecht ignorieren. Weissagungen werden in die Märchenecke gestellt oder lächerlich gemacht, auch von den Medien. Schon im zweiten Petrusbrief (3, 3 - 7), wird von diesen Lästerern gewarnt:

„Wisset aber vor allem dies: In den letzten Tagen werden Spötter voller Hohn auftreten die nach ihren eigenen Lüsten wandeln und rufen: 'Wo ist die Verheißung seiner Wiederkunft?'...“

Nun, wo es um den nächsten notwendigen und vielleicht entscheidenden Schritt geht, bieten sich einige Zeilen (S. 220 - 222) aus Paco Rabanne's Buch „Das Ende unserer Zeit“ geradezu an (siehe Literaturempfehlung im Anhang):
„... Wenn ich ein schauriges – wenn auch, so glaube ich, vollkommen richtiges – Bild der Weltlage zeichne und die furchtbaren Qualen schildere, die uns vielleicht erwarten, dann weiß ich, daß ich damit das Risiko eingehe, bei so manchem ein Gefühl der Hoffnungslosigkeit auszulösen. Wissen aber diese Leute nicht, daß es zum Handeln nicht unbedingt der Hoffnung auf sofortige handfeste Ergebnisse bedarf? Vermutlich wissen sie es nicht, denn sie geben es auf zu reagieren.
Und das ist genau die Einstellung, gegen die ich ankämpfe! Ich benütze nämlich die Aufzählung der apokalyptischen Leiden nicht wie ein Prediger, der seine Schäfchen in Angst und Schrecken versetzen und damit fügsam machen will. Mein Ziel ist es vielmehr, bei jedermann einen heilsamen Schock auszulösen. Dabei ist mir aber klar, daß nach diesen Einsichten in die Apokalypse mancher versucht sein wird, sich in sein Schicksal zu fügen, da seine Ohnmacht angesichts einer planetenweiten Katastrophe ihn niederdrückt. Eine solche Haltung wäre aber ein fataler Irrtum! Sonst könnte sich nämlich die Menschheit gerade in dem Augenblick, in dem sie sich eigentlich intensiv um ihr Überleben kümmern müßte, in eine riesige Viehherde verwandeln, die sich zum Schlachthof führen läßt...
Sorglosigkeit, Erstarrung oder Kapitulation... Jedes dieser schuldhaften Verhalten läßt einen Faktor unberücksichtigt: Wir sind nicht einfach nur Zeugen dieses Endes der Zivilisation, wir sind auch Mitwirkende! Jeder von uns ist Teil dieser Welt, ist unzertrennbar mit ihr verbunden, und wir können uns unter keinen Umständen von unserer ***Mitverantwortung*** *lossprechen. Das Schicksal der Menschheit ist nicht etwas völlig Abstraktes, das wir ei-*

nigen Politikern überlassen können, denn diese schielen leider besorgter auf den nächsten Wahltermin als auf den Termin der Endzeit. Wir können noch auf unser Schicksal einwirken, sowohl **individuell** *als auch* **kollektiv.** *Denn selbst wenn auch schon höchste Eile geboten ist, verfügen wir immer noch über unseren freien Willen. Zu jedem Zeitpunkt unseres Lebens und auch dann, wenn wir den größten Schwierigkeiten gegenüberstehen, haben wir die Möglichkeit, Entscheidungen zu treffen. Erinnern wir uns nur an das, was wir über die Symbolhaftigkeit des Apfels bei Adam, und Eva gesagt haben. Heute können wir uns für künstliche Paradiese entscheiden, für einen billigen Okkultismus oder für Hellsichtigkeit und positives Handeln. Unser freier Wille läßt uns noch die Möglichkeit, das Steuer herumzureißen und die selbstmörderische Tendenzen unserer Zivilisation zu korrigieren. Was aber sollen wir tun? Die allererste Notwendigkeit ist... beten. Lukas (21, 36) bittet uns inständig darum: »Wachet also und betet zu jeder Zeit, damit ihr imstande seid, all dem zu entrinnen, was kommen kann.« Was kommen »kann«, schreibt er, denn der Mensch hat noch sein Wörtchen zu sagen."*

Soweit der Modeschöpfer und Visionär Paco Rabanne, dessen Meinung ich vollständig teile, das es unsere Entscheidung ist, was passieren wird. Es ist unser Wille, der eine Wende bringt.
Was bisher an Energie wohlmeinend gegen uns selbst und die Welt gerichtet war, können wir auch dafür verwenden. Die Kraft dazu haben wir, auch wenn wir darin verunsichert sind. Uns geht es genauso wie dem Elefanten in folgender Anekdote.

Deine Ketten sind dünner als du glaubst!
Ein Mann stellt beim Besuch im Zirkus mit Erschrecken fest, daß die Kette, mit der dieses riesige, tonnenschwere Tier gesichert ist, so dünn ist, daß er selbst – der Mann – sie mitsamt dem windigen Pflock, an dem sie hängt, zerreißen kann. Auf dieses Sicherheitsrisiko angesprochen, antwortet der Zirkusdirektor:
„Jumbo war drei Monate alt, als er genau an diese Kette kam. Damals war er zu klein, um die Kette zerreißen zu können und hatte bald gelernt, daß er nur so weit laufen kann, wie sie reicht. Er hat diese Erfahrung bis heute nicht vergessen. Niemand hat ihm gesagt, daß seine Stärke mit seiner Größe zunimmt. Er glaubt noch heute fest daran, daß er die Kette nicht zerreißen kann. Deshalb reicht ihre Stärke völlig aus!"
Nun überlegt der Mann, ob er nicht auch eine Menge dünner Ketten mitschleppt, die ihn hindern, das zu tun, was er will. Beschränkungen, Vorschriften, Tabus, Verbote, Hindernisse, Hemmungen, Barrieren, Blockierungen, Schranken und Grenzen, die ihn möglicherweise als Kind hindern konnten und die er nicht versucht hatte, abzustreifen. Er macht die Probe aufs Exempel und wird frei und glücklich mit der Erfahrung des eigenen Mutes. Alle sagen: *„Das geht nicht!"* Bis einer kommt und es einfach tut!

gelesen bei Big Power

Wir sind „Groß" geworden, indem man uns gesagt hat, was wir dürfen, aber nicht, was wir können, was für unglaubliche **Kräfte und Reserven** wir haben. Die eigentliche Kraft muß auch aus dem Volke kommen. Solange wir aber auf politische Lösungen hoffen, den Staat als unseren Babysitter betrachten und uns die moderne Version von Brot und Spielen im TV und bei „Action-Spektakeln" **reinziehen,** darf sich später niemand wundern, wenn andere für sie Denken und Handeln. Um nun unsere Kräfte zu mobilisieren, bedarf es aber der Selbsterkenntnis und dem Willen **die Welt ohne Beschönigung und Illusion zu betrachten.** Wie es schon am Eingang von Tempeln der Antike stand *„Nosce te ipsum"* (Mensch erkenne Dich selbst). Daß dies in der jetzigen Zeit durch die bekannten Einflüsse erschwert ist, sollte uns eher noch anspornen, unsere wahre (seelische) Bestimmung (wieder) zu entdecken. Alle Ebenen die das Leben bietet, bilden das Spielfeld für die Sinnfindung. Was uns jetzt wiederfährt, können wir als Erfahrungsbereiche dankbar annehmen und uns aktiv und bewußt einbringen oder wir lassen uns weiterhin fremdbestimmen. Die Erfüllung unseres Lebensplanes ist nun einmal mit der Zeit gekoppelt in die wir hineingeboren werden. Und Vorsorge ist eine Ebene dieses Planes, denn es heißt nicht nur Beschaffung von Utensilien und Lebensmitteln für den Notfall, sondern vorrangig bedeutet es die konkrete und persönliche Auseinandersetzung mit unserer Welt und Zeit und den überzeugten Einsatz, **damit es zum Äußersten nicht kommt.**
Seien wir froh, wenn uns noch Zeit bleibt uns vorzubereiten, oder sogar, daß wir den materiellen Teil der Vorbereitung nie benötigen. Die Vorbereitung durch gedankliche und gefühlsmäßige Überprüfung der jetzigen Situation verbunden mit dem folgerichtigen Tun, wird auf jeden Fall wichtig sein, um den sich abzeichnenden Sinnes-Wandel zu stützen und zu stabilisieren. Es braucht die menschliche Wende.

„Denken Sie immer daran, daß eine kleine Gruppe aufmerksamer Bürger die Welt verändern kann. Sie ist in der Tat nie durch etwas anderes verändert worden."

Margret Mead

Wo sich nun schon einige Tierparabeln in diesem Kapitel befinden, lassen Sie sich einfach noch von einem Frosch Mut machen.
Zwei Frösche waren bei dem Versuch ihren Hunger mit Milch zu stillen, in eine große Milchkanne gefallen. Sie paddelten eine Weile, bis der eine Frosch den Mut verlor und sagte: Es hat ja doch keinen Zweck, ich mag nicht mehr. Er ging unter, da war es nur noch einer. Dieser sagte zu sich: „Vielleicht muß ich sterben, aber ich paddle so lange weiter, bis mich die Kräfte verlassen. Wer weiß?" So paddelte er weiter und weiter und aus der Milch wurde Sahne die eine feste Basis bildete, von der er sich abstoßen konnte und aus der Milchkanne hüpfte.

Glauben oder Wissen?

New York 11.9.2001, die beiden Türme des WTC sind durch ein Attentat aus der *„Sky-Line"* Manhatten's *„chirurgisch sauber"* entfernt worden. Wer diesem Inferno nahe war, dem stand das Entsetzen im Gesicht und die Kameras trugen diese Bilder in nahezu jede Wohnung. Jeder Betrachter, ob vor Ort oder zu Hause am Bildschirm, mußte sich nun auf seine ganz eigene Art mit etwas konfrontieren, was wir alle kennen, mit der Angst.

Hatten **„Sie"** Angst? Ich hoffe *Ja,* in Ihrem ureigensten Interesse. Angst ist eine wichtige und gesunde Einrichtung der Natur. Angst will erkannt sein, man soll ihr auf den Grund gehen und damit der Wahrheit zum Durchbruch verhelfen. Angst ist das, was wir verspüren, wenn unsere Existenz, Leib und Leben direkt oder indirekt gefährdet sind und wir nicht wissen, wie wir dieser Situation Herr werden. Es ist die Machtlosigkeit des Momentes. Angst soll/darf aber nicht konserviert werden und dann der Auslöser für Handlungen sein (auch der Vorsorge), ohne den Sinn des angstauslösenden Geschehens zu ergründen. Haben wir die Botschaft – welchen Ereignisses auch immer – verstanden, dann ist überzeugtes Handeln möglich. Angst darf also nicht zum gehegten Problem werden. *„Problem"* (aus dem griechischen) heißt *„das Wissen vom Nichtwissen"*. Mein Buch erfährt nun durch dieses traurige Szenario eine neue Auflage. Dies läßt mich hoffen, daß mehr und mehr Menschen sich ihrer Angst stellen und zu handeln beginnen, also vorzusorgen. Vorsorge auf materiell/körperlicher Ebene ist dabei der leichtere Teil.

Die eigentliche Vorsorge besteht in der vitalen Bereitschaft, der medientechnisch verabreichten weltweiten Vollnarkose, also dem Angriff auf unsere geistige Mündigkeit, entgegenzutreten. Vorsorge heißt (neu) unterscheiden zu lernen, „wer" durch „welche" (provozierten) Geschehnisse Vorteile hat. Vorsorge heißt nachdenken und hinterfragen, um dann verantwortlich seinen Teil zur Wahrheitsfindung beizutragen.

Nach dem Anschlag von New York, habe ich viele Gespräche verfolgt, wo Menschen schon einen recht guten Riecher hatten, für so manche Ungereimtheit bezüglich der Hintergründe und Zusammenhänge des Attentats. Sie steckten ihre Köpfe ein wenig heraus aus dem Nebel der gesteuerten und zensierten Berichterstattung, um sie erschrocken gleich wieder einzufahren, da das Gehörte ihr Weltbild doch sehr erschütterte. Inbegriffen auch das Weltbild vom so guten, behilflichen Amerika, daß doch auch uns Deutschen nach dem zweiten Weltkrieg so sehr zur Seite gestanden hatte. Daß wir uns recht verstehen, wenn Sie liebe Leser und Leserinnen – egal wo – etwas über die rigorose Machtausweitung der USA zugunsten der Hochfinanz und multinationaler Konzerne erfahren, so ist damit nicht der amerikanische Bürger gemeint, sondern ein paar wenige Mächtige, welche es in geschicktester Weise verstehen auch das eigene Volk über die wahren Ziele und Beweggründe ihrer Machtpolitik im Unklaren zu lassen. Es ist schon erstaunlich, wie von „Oben“ die euphorische und patriotische Mentalität der Amerikaner und auch ihr grundsätzlicher Ruf nach Gerechtigkeit in die gewünschte Richtung gelenkt wurde und wird, z. B.: gegen ein „geschaffenes“ Feindbild Bin Laden und Afghanistan.* Dazu ein Auszug aus dem Nachrichtendienst „inter info“** vom Februar 2002: „Die Stimmung der US-Bevölkerung ist derart geschickt und massiv für die Unterstützung des Antiterrorkrieges manipuliert worden, daß Gegner von Präsident Bush jede Kritik an seinem Vorgehen als politischen Selbstmord bezeichnen.“

Jeder der sich informieren will, hat die Möglichkeit dazu, man muß meist nur ein wenig graben. Dann stößt man z. B. auf Bücher wie „Die verbotene Wahrheit“ von Jean-Cahrels Brisard und Guillaume Dasquié (im Buchhandel oder über „inter info“). Kurznotiz: „Ein Staat führt einen Terroranschlag gegen sich selbst aus, um die Interessen multinationaler Konzerne mit Waffengewalt gegen einen Staat durchzusetzen, der die USA nie angegriffen hat.“

Ergänzend dazu einige Aussagen von amerikanischen Professoren:
(Gelesen bei „Pressespiegel“, Friedenskomitee 2000, Februar 2002)
1.) *„Wenn wir den Schmerz, die Angst und den Zorn, den die amerikanische Öffentlichkeit zur Zeit fühlt, 800 oder 1.000 Mal verstärken, dann fangen wir vielleicht an zu verstehen, wie der Rest der Welt fühlt, der fortwährend das Opfer der USA ist.“*

Professor Larry Mosqueda, Evergreen State College of Olympia

2.) *„Was auch immer die unmittelbare Ursache für die Terrorangriffe ist, der letzte Grund ist der Faschismus der US-Außenpolitik während der vielen vergangenen Jahrzehnte.“* **Barbara Foley, Rutgers University**

3.) *„Wir müssen über die Ressentiments nachdenken, die überall in der Welt von Völkern gehegt werden, die die Opfer amerikanischer Militärpolitik wurden – in Vietnam, in Lateinamerika, im Irak.“*

Professor Howard Zinn, Boston University

4.) *„Präsident Bush will unschuldige Menschen töten, die ganze arabische Welt kolonialisieren und das dortige Erdöl für die Bush-Familie sichern.“*

Professor George Wright, Chico State University in Chico, Calif.

5.) *„Man kann keinen Haß sähen, und nicht damit rechnen, Haß zu ernten.“*

Professor Ezra Hyland, University of Minnesota

---

* Das soll nicht bedeuten, daß der islamische Fanatismus nicht beachtet werden bräuchte.
** „inter info“ Anschrift siehe Rubrik II.9. Unabhängige Informationsdienste

6.) *„Bis Amerika den Schaden begreift, den es anrichtet, indem es darauf besteht, daß der amerikanische auf Profit ausgerichtete „Way of Life“ nicht notwendigerweise zu allen Ländern paßt, werden wir in Schwierigkeiten sein. Wir werden die meist gehaßte Nation auf der Erde sein.“*

Norman Mailer, US-Amerikanischer Schriftsteller in der „London Times“, 16.9.2001

Der Friedensforscher Johann Galtung stellte weltweit 228 Militärinterventionen der USA fest. Im Hintergrund ging es immer um handfeste wirtschaftliche Interessen, wie Erdöl, Bodenschätze oder strategische Positionen, und nicht um vorgeschobene Menschenrechte.

Wer noch mehr Interesse hat, vor allem an Punkt 4, dem sei wärmstens das Buch von F. William Engdahl empfohlen: „Mit der Ölwaffe zur Weltmacht – Der Weg zur neuen Weltordnung“ (Dr. Böttiger Verlag)

Dieses Buch zeigt die geschichtliche Entwicklung der USA in den letzten 200 Jahren, die letztlich zu dem heutigen wirtschaftlich motivierten Machtanspruch geführt hat. Passend dazu noch die Aussage des ehemaligen amerikanischen Präsident G. Bush sen. unmittelbar nach dem Ende des Golfkrieges: *„Nur die USA ist moralisch berechtigt, die neue Weltordnung anzuführen!“*

Hoppla, gehört haben wir es, haben wir es auch wirklich verstanden? Dies dem lieben Bürger präsentiert, erzeugt **noch** weitgehend Kopfschütteln, Staunen oder Abwehr mit faszinierenden Stellungnahmen, wie: „Das kann ich mir nicht vorstellen!“ oder „Das glaube ich nicht!“ oder gar „Wenn das wahr wäre, hätte das Fernsehen es doch gezeigt!“

Tatsächlich werden von den „Mächtigen“ mittlerweile in aller Öffentlichkeit Dinge ausgesprochen, die ihre Zielsetzung – siehe Bush sen. – deutlich machen. Nur ist die wirkliche Tragweite solcher Aussagen und weiterführender Zusammenhänge für den *nasegeführten* und *gutgläubigen* Bürger kaum zu erkennen.

Nun, man kennt das Leben, man schaut ja TV und war im Kino. Wir glauben eben, was uns erlaubt wird zu glauben. Hier muß fairerweise den mutigen Journalisten gedankt werden, die sich der *„Political Correctness“* durch kritische Berichte entgegenstellen. Konfrontiert mit diesem etwas anderen Weltbild, zeigen sich dann sogar Extremreaktionen wie: „Wenn das wahr ist, will ich nicht mehr leben!“ oder „Ich will das nicht wissen, das macht mir Angst!“ Es ist im ersten Moment sogar verständlich, daß man der weltpolitischen Entwicklung nicht ins Auge sehen will. Nur ist es dieser Entwicklung, den Umständen egal, ob man wegschaut. Spätestens wenn das, was man nicht wahrhaben wollte für alle sichtbar und spürbar geworden ist, wird es zu spät sein und dann gibt es allen Grund Angst zu haben. Die verträumte Hoffnung, daß der „Liebe Gott" schon rechtzeitig eingreifen wird, hat mit Religionsverständnis nichts zu tun. Wer so naiv denkt, hat sich mit den geistigen Gesetzen wohl kaum beschäftigt. *„Man kann Dinge nicht spirituell umgehen, die auf ihrer eigenen Ebene gelöst werden müssen!"* Natürlich hilft beten und es ist unsagbar wichtig. Aber wenn wir beten, wie wäre es um Kraft, Erkenntnis und Beistand zu bitten? Glaube doch bitte niemand, daß unsere eigenen Versäumnisse des jahrzehntelangen Wegschauens vor unbequemen gesellschaftlichen und persönlichen Entwicklungen einfach von einer höheren Macht weggewischt werden. Wo würden wir dann noch etwas lernen oder gar ändern. Gnade erfahren wir sicherlich, aber sehr wahrscheinlich erst, wenn unser Herz sich so weit geöffnet hat, daß wir die *„Gnade = Liebe Gottes"* überhaupt wahrnehmen.

Wahr-nehmen ist ein Schlüsselwort. Die Wahrheit nehmen, annehmen, realisieren. Auch wenn einige meiner Leser keine christliche Ausrichtung oder gar einen anderen Glauben haben, so ist denke ich für alle Menschen der Satz von Jesus Christus *„Ich bin der Weg, die Wahrheit und das Leben"* sehr bedenkenswert. Die logische Konsequenz dieses Satzes ist so genial wie einfach. *„Mach dich auf den Weg die Wahrheit zu suchen, dann findest du dein Leben, deinen Lebensauftrag!"* Wer sich auf die Wahrheitssuche macht, macht sich dadurch auf die Suche nach Gott. Freilich werden wir in unserer Wahrnehmung durch rapid steigende und nicht mehr zuordenbare Sinneseindrücke massiv gestört.
Die Schnelligkeit der Entwicklung läßt uns meist zur tauglichen Entscheidung, also zur Reifung eines Gedankens keine Zeit mehr. Und so stehen wir im täglichen Lebenskampf vor Entscheidungen, die wir dann doch zu oft den „Autorität ausstrahlenden Fachmann, Arzt, Werbeprofi, Politiker usw." treffen lassen, in der Hoffnung, daß **„Jene"** das Wahre und Richtige kennen, und daß sie ja nur unser Bestes wollen.
Eine aufmüpfige Antwort aus vielen Kehlen könnte da lauten: „Unser Bestes bekommt ihr nicht!" Denn was ist mein/Ihr Bestes? Sind es nicht die Gesundheit, die Freiheit der Gedanken, Selbstbestimmung, Geld und vor allem die Kinder, also unsere Zukunft?

Stellen Sie sich vor, jemand würde Ihnen, Ihrem Heim etwas anhaben wollen oder gar Ihre Kinder gefährlich attackieren, sozusagen den Krieg ins Haus tragen. Welche Eltern würden da nicht mit allem Einsatz dagegenhalten. „Mit dem Attentat hat ein Krieg begonnen, der ja so weit weg war, nämlich in der TV-Bildröhre. Es hat uns vielleicht seelisch berührt, aber eben nicht körperlich und wir wägen uns in Sicherheit. Dabei merken wir nicht, daß der „Krieg" auf eine ganz andere Art schon längst in unsere Gesellschaft, in jedes Heim getragen ist.

Die Betroffenheit (echt oder unecht) über die grausamen Bilder New York's ist Folge einer geballten, auf den Punkt gebrachten Zerstörung. Wo war und ist die Betroffenheit über die weltweiten Kriegs-Greuel und vor allem, der über 30.000 täglich verhungernden Kindern, die, weil sie gut auf der Welt verteilt sind, kaum beachtet und eher vertuscht werden und trotzdem mehr nach Handlung und Konsequenz rufen, als alles andere. Wieviele Entscheidungen stammten aus den Büros des World Trade Centers, welche an den menschenverachtenden Verhältnissen auf der Welt zumindest Teil hatten und haben? Das darf und muß gefragt werden.

Stellen wir überhaupt genügend und richtige Fragen? Verstehen wir unser Geld und Steuersystem? (Siehe Rubrik II.8 Humanwirtschaft, Seite 166 oder Buchliste Seite 179) Wird uns über gesundheitliche Fragen die richtige Auskunft gegeben? – wie z. B. über die Gefahren des Impfens (siehe Seite 191)! Oder was ist über die wirklichen Gefahren der Anti-Baby-Pille, von Fluor (Zahnpasta) oder von Jod (Salz) bekannt? Hier traue ich mich, von einem Krieg gegen Kinder, Erwachsene und die Zukunft zu sprechen.

Was ist mit der Strahlenbelastung (E-Smog) durch Handy-Masten (siehe Seite 169)?
Ist es noch Politik oder eine steuerlich finanzierte, überbezahlte Zirkusgroteske, wenn unsere Volksvertreter sich nur noch in unsinnigen, gegenseitigen Schuldzuweisungen ergehen, und durch x-mal aufgewärmte Phrasendrescherei falsche Hoffnungen in der Bevölkerung wecken?
Wenn wir nach der Wahrheit fragen, dürfen wir dennoch nicht das Schuldprinzip im bekannten Sinne anwenden und uns reinwaschen wollen in dem wir auf jene Verursacher zeigen.
Wir sitzen alle im selben Boot. Die Verantwortlichen auszugrenzen oder sie anzugreifen würde ihren Widerstand nur verstärken. Aber wir haben die Pflicht, falsche Wege sichtbar zu machen und die **„Macher“** daran zu hindern, weiter an unser aller Ast zu sägen. *„Das ist Vorsorge!“*

„Ziviler Ungehorsam wird zur heiligen Pflicht, wenn der Staat den Boden des Rechts verlassen hat.“

Mahatma Gandhi

Zitate

Das Ordnungsprinzip

Silvio GESELL, der Begründer der Freiwirtschaftslehre, hatte bereits 1918 in einem offenen Brief an die „Berliner Zeitung am Mittag" geschrieben:
„Trotz dem heiligen Versprechen der Völker, den Krieg für alle Zeiten zu ächten, trotz dem Ruf der Millionen:
'Nie wieder Krieg!',
entgegen all den Hoffnungen auf eine schönere Zukunft muß ich es sagen:
Wenn das heutige Geldsystem, die **Zinswirtschaft** beibehalten werden, so wage ich es, heute schon zu behaupten, daß es keine 25 Jahre dauern wird, bis wir vor einem neuen, noch furchtbareren Krieg stehen. Ich sehe die kommende Entwicklung klar vor mir. Der heutige stand der Technik läßt die Wirtschaft rasch zu einer Höchstleistung steigern.
Die Kapitalbildung wird trotz den großen Kriegsverlusten rasch erfolgen und durch ein Überangebot den Zins drücken.
Das Geld wird dann gehamstert werden. Der Wirtschaftsraum wird einschrumpfen und große Heere von Arbeitslosen werden auf der Straße stehen.
An vielen Grenzpfählen wird man dann eine Tafel mit der Aufschrift lesen können:
'Arbeitssuchende haben keinen Zutritt ins Land.'
Wie zu alten Zeiten wird man dann nach Länderraub trachten und wird wieder Kanonen fabrizieren müssen, man hat dann wenigstens für die Arbeitslosen wieder Arbeit.
In den unzufriedenen Massen werden wilde, revolutionäre Strömungen wach werden, und auch die Giftpflanze Übernationalismus wird wieder wuchern.
Kein Land wird das andere verstehen, und am Ende kann nur wieder Krieg sein."
Diese Voraussage ist mit erschreckender Präzision eingetroffen.
Stehen wir nicht heute wiederum vor einer ebenso bedrohlichen Situation?
Es darf nicht sein!

„Eigentlich ist es gut, daß die Menschen der Nation unser Banken- und Währungssystem nicht verstehen. Würden sie es nämlich, so hätten wir eine Revolution noch vor morgen früh."
Henry Ford

„Wer anderen etwas vorgedacht,
wird jahrelang erst ausgelacht.
Begreift man die Entdeckung endlich,
so nennt sie jeder selbstverständlich."
Wilhelm Busch

„Durch ihre Unglaubhaftigkeit entzieht sich die Wahrheit dem Erkanntwerden."

Heraklit um 500 v. Chr.

„Man muß das Wahre immer wiederholen, weil auch der Irrtum um uns her immer wieder gepredigt wird; und zwar nicht nur von einzelnen, sondern von der Masse. In Zeitungen und Enzyklopädien, auf Schulen und Universitäten – überall ist der Irrtum obenauf! Und es ist ihm wohl und behaglich – im Gefühl der Majorität, die auf seiner Seite ist."

Goethe

„Sie sägten Äste ab, auf denen sie saßen und schrien sich zu ihre Erfahrungen, wie man schneller sägen könnte, und fuhren mit Krachen in dieTiefe, und die ihnen zusahen, schüttelten die Köpfe beim Sägen und sägten weiter."

Bert Brecht

„Solange Schlachthäuser, solange Schlachtfelder"

Leo Tolstoi

„Mein Vater fuhr fort, mit leiser Stimme zu mir zu sprechen. So sprechen unsere Leute immer mit ihren Kindern, so leise und ruhig, dem Kind ist es, als träume es. Aber es vergißt nie."

Papago Woman

„Wir haben die Welt vergiftet: tote Fische in toten Gewässern, sterbende Bäume in sterbenden Wäldern. Wir haben die Welt geplündert: Vergeudung der Rohstoffe, Verschwendung der Nahrungsmittel in den reichen Ländern und bitterstes Elend bei den Armen.
Die Welt: eine Wüste. Wer wird sie retten? Nicht die Generäle, nicht die Politiker, nicht die Technokraten! Die »Welt-Wüste« kann nur gerettet werden durch »Oase-Menschen«. Menschen mit einem neuen Bewußtsein für die Werte, die uns durch den technisch-wissenschaftlichen Fortschritt geraubt wurden. Nicht andere Menschen, sondern veränderte Menschen. Menschen, die einfacher, zufriedener, menschlicher leben.
Mitten in der Wüste wächst die Oase. Oase-Menschen machen keine Revolution.
Oase-Menschen sind die Revolution."

Phil Bosmans

„Die starke Abneigung der Indianer, jemand ins Wort zu fallen, ist mit ihrem Respekt vor den Worten zu erklären. Nur selten, im Notfall, wird einer die Stimmen der andern mit einem Einspruch übertönen. Der Grund ist zwar schon in dem zu suchen, was man für gute Manieren hält. Aber darüber hinaus geht der Wert des Wortes so weit, daß er das Recht des einzelnen umschließt, seine eigenen Worte zu sprechen, ohne unterbrochen zu werden."

Shirley Hill Witt (Irokesin): The Way

„Es gibt für uns Menschen keine andere Form von Wahrheit als die Wahrheit unseres Herzens – sie hat Gott uns gegeben, als er uns erschuf, und es kommt einzig darauf an, gegen alle Verstellungen der Angst zu dieser Wahrheit, in der Gott uns gemeint hat, als er uns ins Dasein rief, zurückzufinden."

Eugen Drewermann

„Der Mensch hat die Liebe als Lösung der Menschheitsfrage einstweilen zurückgestellt und versucht es augenblicklich zunächst mit der Sachlichkeit."

Christian Morgenstern

„Aber Gott ließ ihn nicht weiterreden. Er sah ihn durchdringend aus den hellen Augen an und fuhr fort: »Hör auf, Knulp!... Siehst du denn immer noch nicht, du Kindskopf, was der Sinn von dem allen war? Siehst du nicht, daß du deswegen ein Leichtfuß und ein Vagabund sein mußtest, damit du überall ein Stück Kindertorheit und Kinderlachen hintragen konntest? Damit überall die Menschen dich ein wenig lieben und dich ein wenig hänseln und dir ein wenig dankbar sein mußten?«"

Hermann Hesse,
Knulp: IV, 523

„Wenn jeder alles von dem andern wüßte; Es würde jeder gern und leicht verzeihen, Es gäbe keinen Stolz mehr, keinen Hochmut."

Hafis

„Die Wirklichkeit eines anderen Menschen liegt nicht darin, was er dir offenbart, sondern in dem, was er dir nicht offenbaren kann.
Wenn du ihn daher verstehen willst, höre nicht auf das, was er sagt, sondern vielmehr auf das, was er verschweigt."

Khalil Gibran, Sand, 15

„Der Mensch ist ein fernes Ziel der Natur. Er wird erst da sein, wenn er so zu leben weiß, daß nichts Lebendes darunter leidet."

Karl Heinrich Waggerl

„Der Mensch besteht in der Wahrheit. Gibt er die Wahrheit preis, so gibt er sich selbst preis. Wer die Wahrheit verrät, verrät sich selbst. Es ist hier nicht die Rede vom Lügen, sondern vom Handeln gegen Überzeugung."

Novalis

„Die bisherige Ethik ist unvollkommen, weil sie es nur mit dem Verhalten des Menschen zum Menschen zu tun zu haben glaubte. In Wirklichkeit aber handelt es sich darum, wie der Mensch sich zu allem Leben, in seinem Bereich befindlichen Leben, verhält.
Ethisch ist er nur, wenn ihm das Leben als solches heilig ist, das der Menschen und das aller Kreatur."

Albert Schweizer

Was ein Lächeln wert ist

„Ein Lächeln kostet nichts, es erzeugt aber viel! Es bereichert jene, die es bekommen, ohne denjenigen zu schaden, die es verschenken!

Die Erinnerung an ein Lächeln kann ewig bleiben!

Niemand ist so reich, daß er es nicht doch noch gebrauchen könnte, und niemand ist so arm, daß es ihm nicht mehr helfen könnte!

Es läßt sich nicht kaufen – nicht leihen – nicht stehlen – nicht erzwingen, denn es hat erst seinen Wert von dem Moment an, wo es geschenkt wird!

Wenn Du einem Menschen begegnest, der Dir das Lächeln, das auch Du verdienst, nicht gibt, dann sei großzügig – schenk ihm Deines!

Denn niemand braucht das Lächeln dringender, als der, der dem anderen keines geben kann!"

Dr. Harald Hosch

Der Brandpunkt

„Damit das Mögliche geschieht, muß immer wieder das Unmögliche versucht werden."

unbekannt

„Wir können Dinge nicht spirituell umgehen, die auf ihrer eigenen Ebene gelöst werden müssen."

unbekannt

Ein Mann riecht, daß es irgendwo brennt – schaut zum Dachfenster hinaus, ob er was erkennt. Ich steh auf meinem Standpunkt und sehe keinen Brandpunkt. Es riecht zwar hier verbrannt, doch ich hab nichts erkannt. Und kann ich nichts erkennen, wird es auch nicht brennen. Ich mach mich nicht verrückt – ich hab ja nichts erblickt.

Ich steh auf meinem Standpunkt und seh 'nen kleinen Brandpunkt. Doch ist der Brandpunkt klein, kann's nichts Großes sein. Es gibt gewisse Sachen, da kann man nichts dran machen, da mischt man sich nicht ein, das klärt sich von allein.

Ich steh auf meinem Standpunkt und größer wird der Brandpunkt. Ist der Brandpunkt groß, ist irgendwo was los. Ich kann es nicht verstehen, daß andre das nicht sehen, und finde es nicht gut, daß keiner etwas tut.

Ich steh auf meinem Standpunkt und riesig ist der Brandpunkt, doch keiner mischt sich ein; das kann doch gar nicht sein. Leute helft zusammen, überall sind Flammen; da muß doch wer was tun. Mein Gott – im Herd mein Huhn.

Ich sitze hier am Brandpunkt und habe keinen Standpunkt. Der ist mir abgebrannt, doch ich hab klar erkannt: Wird's wieder einmal brennen, werd ich als erster rennen und greife sofort ein.
Dies soll mein Standpunkt sein.

Gebhard

Neujahrswünsche des Pfarrers von St. Lamberti in Münster 1883:
„Herr, setze dem Überfluß Grenzen und lasse die Grenzen überflüssig werden. Lasse die Leute kein falsches Geld machen und auch Geld keine falschen Leute. Nimm den Ehefrauen das letzte Wort und erinnere die Ehemänner an ihr erstes. Schenke unseren Freunden mehr Wahrheit und der Wahrheit mehr Freunde. Bessere solche Beamte, Geschäfts- und Arbeitsleute, die wohl tätig, aber nicht wohltätig sind. Gib den Regierenden ein besseres Deutsch und den Deutschen eine bessere Regierung. Herr, sorge dafür, daß wir alle in den Himmel kommen. Aber nicht sofort!"

B. VORSORGELISTEN

1. Heilmittel/Hausapotheke

Die hier aufgeführten Heilmittel sind sorgfältig mit Hilfe erfahrener Naturheilärzte und Heilpraktiker ausgewählt worden – jedoch ohne Anspruch auf Vollständigkeit. Normalerweise sind die meist homöopathischen oder naturheilkundlichen Mittel sehr wirkungsvoll, ohne daß Nebenwirkungen mancher allopathischer Mittel befürchtet werden müßten. ***Diese Zusammenfassung gilt für Krisenzeiten.*** *Die Verwendung der Mittel dient nur der Erstmaßnahme, solange kein Arzt zur Verfügung steht. Fragen Sie bezüglich Ihrer speziellen medizinischen Versorgung einen Arzt Ihres Vertrauens, dessen Rat Sie dann in Bezug auf Ihre persönliche Medikamentenabstimmung bitte berücksichtigen.*

1.1. Handhabung

Es sind meist für die zu behandelnden Beschwerden mehrere Mittel angegeben, damit Sie beim Besorgen auf ein anderes Mittel ausweichen können, falls das Gewünschte nicht greifbar ist. Oder Sie haben das eine oder andere schon im Haus. Hinzu kommt, daß sich manche Mittel in mehreren Bereichen einsetzen lassen und somit Überschneidungen stattfinden, die den Umfang der Hausapotheke begrenzen helfen. Sie soll übersichtlich sein.
Sie muß alles enthalten, was man bei plötzlich eintretenden Unfällen oder Erkrankungen als Erste-Hilfe-Maßnahme braucht. Doch niemals dürfen Medikamente zur Selbstbehandlung verleiten, wenn ein Arzt greifbar ist.
Die Medikamente sollen in einem verschließbaren, kleinen Schrank untergebracht werden. Es sollte ein trockener Ort sein und vor allem für Kinder unerreichbar! Wichtig ist, daß alle Mittel griffbereit und übersichtlich aufbewahrt werden. *Mittel zur inneren und äußeren Anwendung müssen streng voneinander getrennt bzw. beschriftet sein.* Vom Arzt verordnete Medikamente sollen *sofort mit Namen, Datum und Anwendungsvorschriften versehen* werden.
Die Hausapotheke muß regelmäßig gereinigt und überprüft werden, d. h., alte Mittel werden aussortiert und ausgehende Vorräte aufgefüllt.

☞ Merke: Es ist falsche Sparsamkeit, alte Medikamentenreste aufzubewahren, um andere Familienangehörige mit der einmal bewährten Medizin zu behandeln. Was dem einen gut tut, schadet vielleicht dem anderen!

1.2. Zuordnung der Heilmittel nach Körperbereichen/Beschwerden

Naturheilmittel werden immer stärker mit so hohen Auflagen und oft nicht nachvollziehbaren neuen Verordnungen belastet, daß fast täglich mit dem Verschwinden einzelner Mittel gerechnet werden muß. Daher wird in der Liste mit Mehrfach- oder Alternativangaben gearbeitet.

Abszesse	Myristica sebifera, D6 oder D8 (zum reifen des Abszesses)
Angst	bei akuten Angst- und Unruhezuständen: Aconitum D4 als Erstmittel sonst Valeriana comp. SL Dragees von Hevert oder Löwe-Komplex Nr. 9 Valeriana bei Angst aus Erschöpfung, Schwäche und Mutlosigkeit: Stannum D6 zusätzlich
Asthma, Herzenge (Angina Pektoris, Schwindel, Herzschwäche)	**Erstmaßnahme:** Ab Körpertemperatur beginnend ansteigendes Unterarmbad → heißes Wasser zugießen; Kalte Kompressen mit Waschlappen auf die Herzgegend legen. Noch besser, Lappen mit Alkohol (z. B. Kirschwasser) oder Arnika-Essenz tränken. **Medikamente:** Cefangipect-Tropfen und Cardiolongoral Dragees.
auch sehr gut:	**Alpinum-Tabletten** (Schloß Apotheke, 83229 Aschau) oder **Asthma H Inj.** (Amp.) (Fa. Pflüger) **Manuell:** Vom Herz ausgehend über die Arme zu den Händen die Abstreifbewegung durch- führen. (Enge abstreifen)
Augenschmerzen **und Entzündungen**	Euphrasia Augentropfen (Wala)
Bandscheiben und **Lendenwirbel** (Rücken allgemein)	Phönix Kalantol B
Beruhigung (auch Schlafhilfe)	Löwe-Komplex Nr. 9 Valeriana oder Passiflora Urtinktur (3 x 10 Tropfen) (zum Einschlafen 30 Tropfen) oder Avena Sativa (grüner Hafer, 3 x 5 Tropfen) **Tee:** Melisse, Johanniskraut

Bewußtlosigkeit	siehe Ohnmacht
Blähungen	Digestodoron (Weleda) Hylak forte N (Tropfen) oder Heilerde oder Retterspitz! **Hausmittel:** Samenmischung aus Anis, Kümmel, Fenchel oder Kalmuswurzel oder Süßholz kauen!
Bluthochdruck	Homviotensin
Blutvergiftung (Sepsis)	Pyrogenium D6 (Tropfen)
Blutstillend	Blutwurzpulver (Apoth.) nur äußerlich
Brandwunden	→ Verletzungen, → Wunden
Brechdurchfall/ Erbrechen	Veratrum vir. D6, oder Nux vomica homaccord, Apomorphinum Oligoplex (auch für Säuglinge und Kinder), Vomitus-heel Tropfen (Erbrechen), Hylak forte (Magen-/Darmunterstützung, 3 x tgl. 15 - 20 Tr.), Basica gegen Übersäuerung Hausmittel: Heilerde (innerlich), Einlauf (zur Entlastung), viel Trinken (Wasser, Tee) wegen hohem Flüssigkeitsverlust
Bronchitis	Bronchicum-Tropfen (akut) und Bronchicum-Elexier N oder Prospan-Tropfen von Engelhard einreiben: Bronchial-Balsam (Weleda)
Darmbeschwerden (unklare)	Iberogast, Hylak (forte) oder Pro Symbioflor, Perenterol, Retterspitz **Hausmittel:** Einlauf, Heilerde, siehe auch → Durchfall
Darmreinigung-/ entgiftung	Siehe Anhang, Darmsanierung oder Durchfall
Depression/Psyche	Piper methysticum D12 (D6), Hyperforat (forte) (psychoregulierender Effekt), Nux vomica homaccord (bei Beziehungsproblemen und Griesgrämigkeit)
Desinfektion	Kein Jod! Wunden: YPSILIN-N oder Hansa-med-Spray Räume + WC: Sakrotan (oder Chlorkalk)

Hausmittel:
Apfelessig pur (äußerlich) einreiben; Apfelessig als Getränk (1 EL auf 1 Glas Wasser) Teebaum-Öl (äußerlich), Schwedenbitter, Ätherische Öle: Thymian, Lavendel, Gewürznelke, Knoblauch und Zwiebel kleingehackt oder gerieben auf Wunde legen.

Durchfall

Carbo Königsfeld (Kaffee-Kohle), Uzara, Diarheel Tabletten, Hylak (stündlich 10 Tr.), Heilerde, Perenterol (auch Reisedurchfall)
Hausmittel:
Geschabte Äpfel, getrocknete Heidelbeeren, geriebene Möhren oder Möhrensuppe
Zusätzlich: Täglich 1 Teelöffel ganze Senfkörner oder Tee mit Schwedenbitter
Wichtig: Klistier (Einlauf) mit Kamillen oder Leinsamenabsud zur Darmreinigung.
Bei Wasserverlust (besonders wichtig bei Kindern) 1 gute Messerspitze Meersalz auf 1 Liter Wasser → nach und nach trinken → siehe auch Brechdurchfall

Entzündungen (-itis-Formen)

Wobenzym; Traumeel-Tropfen
Bei allen Entzündungen tierisches Eiweiß weglassen!

Erbrechen

Apomorphinum Oligoplex → Brechdurchfall, → Schwangerschaftserbrechen

Entgiftung

Phönix Antitox oder Toxorobal forte Komplex, Colina oder Heilerde (innerl.)
Hausmittel:
Öl ziehen (1 Eßl. Sonnenblumenöl ca. 15 Minuten im Mund bewegen, danach ausspuken, nicht schlucken!!)

Erkältung/Infekte

Allgemein bei Anzeichen einer beginnenden Erkältung: Echinacin (40 Tr. zur Stoßbehandlung), evtl. dazu Infludo (Weleda); bei Schnupfen: kaltes Salzwasser gurgeln; akut: Esberitox; nur bei Appetit essen, ausreichend trinken (mind. 2 l/Tag).

Erschöpfung

Johanniskrautöl (Rotöl von Jukunda), warme Tees und Suppen, Ruhe und warm zudecken Haferbrei essen!

Fieber	Echinacin, Fieberzäpfchen Cosmochema, Fieberkrämpfe (Kinder): Viburcol Fieberzäpfchen **Hausmittel:** → Anhang C Literaturhinweise »Alte Hausmittel«; Fieber hat seinen Sinn! Fieber über 39 - 40 °C durch Arzt abklären. Wenn kein Arzt greifbar, mit kalten Wadenwikkeln Fieber senken; evtl. auch Einläufe, unbedingt Bettruhe, reichlich trinken (Wasser, Tee, Zitrone, Holundertee und Lindenblüten gemischt!)
Galle	→ Leber/Galle
Gastritis	→ Magen
Grippe	Influtruw Tropfen oder Gripperobal forte (Tropfen oder Ampullen) → Bindergaß-Apotheke Nürnberg und Schloß Apotheke Aschau; Gripp-Heel (Tabletten oder Ampullen), Engystol (dito), beide auch für Spritzen (subcutan), Infludo (Weleda)
Gewebe/Bindegewebe	→ Haut
Hals(-weh)	**Hausmittel:** Desinfizierung der Schleimhäute: Gurgeln mit kaltem Salzwasser (1 geh. Tl/Tasse) oder Sauerkrautsaft oder Essigwasser (2 - 3 Tl/Tasse); Schwedenkräuter (mit kl. getränkten Wattebausch betroffene Stellen betupfen)
Hals-Entzündung	Salbeitropfen (Salus/Reformhaus) Salviathymol oder Tebaumöl (verdünnt gurgeln) → Infekte/Grippe
Haut/Gewebe/Muskeln	Wunden, Ekzeme und vieles mehr: Neo-Ballistol-Öl; Hautfunktionsanregung: Franzbranntwein; Prellung, Quetschung, Zerrung, Verstauchung, Bluterguß: Kytta-Salbe oder Traumeel-Salbe oder Arnica-Tinktur (äußerlich), Arnica D6 (innerlich), Carmol-Tropfen (einreiben) Muskel und Gelenköl: Dolo-CYL-Öl Eingedrungene Fremdkörper (Spreißel): Mit Olivenöl getränkter Verband über Nacht einwirken lassen

Harnweginfektion	Nierenblasen Tropfen ST (Cosmochema) oder Nephroselect M (Niere) **Hausmittel:** Kapuzinerkresse, Zwiebel, Meerrettich, Knoblauch, Preiselbeere, viel entwässernde Tees trinken; → Tees, → Erkältungen, Infekte
Herz-/Kreislaufschwäche	**Stabilisierung:** Korodin (6 - 8 Tropfen) oder Herztropfen Cosmochema u. Veratrum vir. D6 oder D30 **Beruhigung:** Carmol (Melissengeist) **Schwindel:** Vertigoheel **Hausmittel:** Finger in Kaffeepulver tauchen und ablutschen. Kalten Waschlappen auf Herzgegend legen oder Lappen mit Alkohol (Kirscherstbrannt 70%) oder Arnikatinktur
Husten	Hustentropfen Cosmochema oder Tussiflorin Forte Tropfen (Pascoe) **Hausmittel:** Schwarzer Rettich (etwas aushöhlen, mit (Kandis-) Zucker füllen und gezogenen Saft teelöffelweise einnehmen); Zwiebeln (kleinhakken und mit Honig ziehen lassen, mit Wasser aufkochen, absieben, 3 - 4 x tgl. 1 Tasse trinken); für Kinder: Schmalzläppchen auf Brust und Rücken, warm einwickeln
Immunsystem	Echinacin (Vorbeugung), Thuja D6, Antioxidantien, Vitamine (C, A, E, B-Komplex), Selen, Magnesium, Zinkorotat 20 (Ursapharm) → Fieber/Erkältung/Grippe Manuelle Stimulanz: 3 x tgl. die Thymusdrüse leicht beklopfen (3 - 4mal). Der Thymus sitzt in der Mitte des Brustbeins, wo der 2. Rippenbogen ansetzt (ca. eine gute Handbreit unterhalb des Kehlkopfs.
Insektenstiche	**Hausmittel:** Einreiben mit angeschnittener Zwiebel oder Knoblauch oder Spitzwegerichsaft; Salz oder Zucker draufgeben, einwirken lassen.
Kreislauf	→ Herz

Kopfschmerzen Petaforce (Fa. Bioforce A. Vogel), Cuprum D4, Apodolor Tr. (spagirisch), stärkeres chemisches Mittel aber gut: Aktren-Forte Tbl.
Hausmittel:
An Schläfen einmassieren (evtl. auch in die ganze Kopfhaut), JHP-Rödler-Öl, Zimtrinde

Knochen/Sehnen Kalkaufbau und Mineralversorgung: Ospulvit; Verstauchung: Arnica D6 (innerlich), Arnica-Tinktur (äußerlich), Kytta-Salbe, Heilerde- oder Retterspitz-Umschlag; Verletzungen: Calcium Fluoratum D6, → Verletzungen

Kinder Grundsätzlich können Kinder mit den gleichen homöopathischen Mitteln wie Erwachsene behandelt werden.
Unruhige, hyperaktive Kinder: schnelle Hilfe: Obstessig und Honig (je 1 Tl./Glas Wasser); unbedingt auch phospathaltige Speisen weglassen: Lymphomyosot (bei lymphatischen Kindern); Chamomilla D30: zahnende Säuglinge, bei Unruhe und Bauchweh und wenn unruhige Kinder getragen werden wollen.

Kolik (Magen/Darm) → Verdauung

Lebensmittelvergiftung Erbrechen lassen mit lauwarmen Salzwasser (1 Teelöffel auf 1 Glas Wasser); dann Abführmittel z. B.: Glaubersalz (= Natriumsulfat) oder Bittersalz (= Magnesiumsulfat) oder Ozovit oder Rizinusöl; dann Carbo-Königsfeld (Kaffee-Kohle) oder Heilerde
Medikamente: Nux Vomica Homaccord (Fa. Heel) und Perenterol
Viel trinken und Einläufe machen (2 - 3mal/ Tag) 1 - 3 Tage lang

Leber/Galle Leber-Galle-Tropfen von Cosmochema zur Anregung und Legalon 140 (Madaus)

Kiefernhöhlenbeschwerden/-entzündungen → Nasennebenhöhlen

Magen *Magen- Schleimhautentzündung/geschwür:* Rollkur mit Azupantherol Liquidum oder Nervogastrol
Tee: Kalmuswurzel
Magen-Krämpfe: Fencheltee, heiße Leibwickel

Magen-Beruhigung: Löwe-Komplex Nr. 9 Val.
Magen-Darm Beschwerden allgemein: Ibero Gast, Retterspitz, Heilerde
→ Darm/Durchfall/Blähungen

Mandeln/Hals Anfokali Tr. (nicht bei Epilepsie, Hirnschädigung und Kindern unter 12 Jahren), Gurgeln: Salviathymol-N oder Salbei Tee oder Teebaumöl verdünnt. Lymphomyosot Tr. (Mandelbeschwerden); → Hals, Grippe

Mineralstoffe, Mangelerscheinungen Magnerot Classik, Magnesium, Zink, Selen, Basica (oder Rebasit oder Alcala) auch bei Übersäuerung, Vitasprint (B-Komplex), Ospulvit

Mittelohrentzündung → Ohrenschmerzen

Muskeln Glieder-, Rücken-, Nackenschmerzen, Verspannungen: Phoenix Kalantol B, Dolo-Cyl-Öl, Johanniskrautöl; → Haut

Mund Bei Problemen im Mund, Rachen-, Hals- und Zahnfleischbeschwerden: Heilerde einspeicheln (1 geh. Tl.), ca. 5 - 10 Minuten im Mund behalten, dann ausspucken

Mykosen (Pilze) Borax D12, Teebaumöl (äußerlich; innerlich 5 - 20 Tr./Glas Wasser); Propolis-Urtinktur (äußerlich); innerlich wie Teebaumöl
Hausmittel:
Verstärkt in die Nahrung einbauen: Knoblauch, Zwiebeln, Brunnenkresse, Meerrettich

Nasen-, Stirn-, Nebenhöhlenentzündung Euphorbium comp. (Pumpspray); Wobenzym (bes. bei Vereiterung)
Hausmittel: Warme Kartoffeln oder Meerrettich auflegen; Salzwasserlösung (ca. 1 Tl./Glas) durch die Nase hochziehen (angewärmt); Schwedenkräuterauflage (warm); Leinsamensäckchen (warm bis heiß)

Nerven/Psyche Cerebretik (Beruhigung); Hyperforat (forte) (psychoregulierender Effekt); Johanniskrautöl (Rotöl-Jukunda) oder Kavosporal und Zink; → Depression/Beruhigung, → Tee

Neuralgie Neuralgietropfen v. Cosmochema; → Schmerzen allgemein

Nieren/Nebennieren ...entzündung	Phytohypophyson »C«, Phoenix Solidago II/035B
Niere/Blase	**Hausmittel:** → Tees Harnausscheidend: Birkenblättertee, Schachtelhalmtee (= Zinnkraut); stark harntreibend: Bärentraubenblättertee, Goldrutentee.
Ohnmacht	- unbedingte Seitenlage (Erstickungsgefahr) und Füße leicht hochlegen. - Gesicht mit Obstessig oder kaltem Wasser abreiben und für frische Luft sorgen, Essig riechen lassen. - Druck auf den Akupunkturpunkt an der Wurzel der Nasenscheidewand. - Schläfen mit JHP-Rödler-Oel oder Essig einreiben. **Einnehmen:** Melissengeist, Carmol
Ohrenschmerzen	Aconitum Ohrentropfen (Wala), warm halten Mittelohrentzündung: Ottovowen (Weber & Weber) **Hausmittel:** Zwiebelsäckchen (gehackte Zwiebeln) auflegen o. Zwiebelsirup; Knoblauch (geschält) ins Ohr stecken; Lavendelöl.
Parasiten	-Homöopathisch: Sabadilla D5 gegen Läuse, Milben, Flöhe - Äußerlich: Neobalistol-Oel - Innerlich: z. B. bei Würmern auch Neobalistol-Oel Bei Leberegeln hilft die Einnahme von Flohsamen (→ Pflanzensamen)
Pilze	→ Mykosen
Reiseübelkeit (Schwindel)	Vertigoheel (bereits 2 Tage vorher nehmen)
Rhäumatischer Formenkreis (Arthritis, Ischias, Muskelkrämpfe, Rhäuma)	Phönix Kalantol A
Schmerzen/Spasmen (allgemein)	- Apodolor (spagirisches Mittel) - Aktren-Forte (gutes allopathisches Mittel) - Magnesiumchlorid: Bei nichtdefinierten

	Schmerzen (auch Nervenschmerzen) als Erstmittel: Aconitum D4 → siehe auch Neuralgie ***Achtung:*** Die Bedeutung des Schmerzes: Der Schmerz ist ein wichtiges Warnsignal, durch das der Körper eindringlich und fühlbar auf Störungen aufmerksam macht. Schmerzmittel beseitigen jedoch nur das Symptom, nicht aber die Ursache. Keine Daueranwendung von Schmerzmitteln! Sobald wie möglich Arzt befragen!
Schwellungen	Umschläge mit Arnika oder Beinwell oder Heilerde oder Retterspitz oder Auflagen von Kohlblättern Entwässerung mit Brennessel, Schachtelhalm, Birkenblättertee. **Medikamente:** Kaliumchlorid **Hausmittel:** Wacholderbeeren kauen! 1. Tag, eine Beere! Auf 10 Beeren/10. Tag steigern dann wieder jeden Tag um eine Beere reduzieren. (1 - 10 - 1)
Schwindel	Vertigoheel, → Reiseübelkeit
Schlaf	Cerebretik (spagirisches Schlaf- und Nervenmittel zur Beruhigung); Löwe-Komplex Nr. 9 Valeriana
Schock	Veratrum vir. D6 (Erstmittel); Rescue-Tropfen (Bachblüten); zur Entkrampfung: Cuprum D4; gut und warm zudecken, bequem lagern, evtl. Beine hoch; nichts (!) zu trinken geben.
Schwangerschafts-Ödem	Aufgrund Nierenversagen: Solidago D2
Schwangerschaftserbrechen	Apomorphium oligoplex (das spez. Schwangerschaftsmittel!), auch bei Nicht-Riechen-Können von Speisen.
Sepsis (Blutvergiftung)	Pyrogenium D6 (umgehend Arzt aufsuchen!)
Seuchen	erfordert Spezialwissen! → Daher Immunstärkung im Vorfeld, positives Denken, Freude!
Sonnenbrand	Joghurt oder Buttermilch oder Weleda-Salbe
Stichverletzung	Durch Nägel, Messer usw., auch tiefe Wunden: Desinfizieren, dann Chomelanum-Salbe

Stoffwechsel	Hylak forte, Colina, Retterspitz; → Heiltees → Verdauung
Übelkeit (allgemein)	Vomitusheel (auch bei Erbrechen); → Schwangerschaftserbrechen
Unwohlsein (allgemein)	Balsamischer Melissengeist (Weleda) sonst nur warmes Wasser trinken; Entlasten mit Einlauf
Verbrennungen	→ Wunden/Brandwunden
Verdauung	Bei schweren kolikartigen Schmerzzuständen: Atropinum compositum (Zäpfchen); Verdauungsstörungen: Amara-Tropfen (Weleda) Hylak forte; → Stoffwechsel, → Heiltees.
Viruserkrankungen	Engystol (Ampullen), wenn möglich subcutan (d. h. unter die Haut) spritzen, sonst Ampullen trinken (vor dem Schlucken ca. 2 - 3 Minuten unter der Zunge behalten); → Immunsystem; → Grippe
Verstauchungen	Lymphaden Tr. (Hevert) oder Lymphdiaral (Pascoe) Umschläge: Kytha-Salbe (siehe auch Verletzungen, Wunden, Knochen, Sehnen)
Verstopfung	Einläufe
Verletzungen auch Prellung, Verstauchung, Knochen, Sehnen	*innerlich:* Rescue-(Bachblütennotfall-)tropfen (10 Tr./Glas Wasser oder 1 - 2 Tropfen auf Zunge, z. B. bei Schock); Traumeel (flüssig oder Tabletten) oder Arnica D4 und Symphytum D4 oder D6 (für Knochenhaut) (heilungsfördernd bei äußeren und inneren Verletzungen) *äußerlich:* Ringelblumensalbe (Calendula), Arnica D4 (Tropfen), Symphosan-Tropfen, Arnica-Essenz oder Heilerde als Umschlag. Bei allen Verletzungen von Knochen, Gelenken, Sehnen (also Halteapparat); z. B. Prellung, Verstauchung: Kytha-Salbe
Verätzungen	Sehr viel etwa körperwarmes Wasser darübergießen oder Teewasser von Augentrost, Kamille oder Fenchel. Bei **Säureverätzung** mit Kernseife bei **Laugen** mit **„viel“** Essigwasser auswaschen.

Wasserverlust	→ siehe Durchfall
Wunden	**Allgemein:** Kein Jod! **Aufschürfungen:** Neo Ballistol-Öl **Offene Wunden:** Auswaschen mit Kernseife oder warmem Wasser **Desinfizieren:** Hansa-med-Spray oder YPSILIN-N oder mit verdünnter Arnikatinktur oder Teebaum-Oel oder Schwedenbitter oder Kodan (klinisches Mittel) **Desinfizierende Hausmittel:** Knoblauch und Zwiebel kleingehackt oder gerieben (breiig) auf Wunde legen (ca. 1/2 Std wirken lassen) oder abgekochtes, warmes Wasser mit Salz (1 Teel. auf 1 Liter Wasser) **Bei Blutungen, die schwer zu stillen sind:** Blutwurzpulver (Apotheke) **Wundversorgung:** Honig oder (Puder-)Zucker (altes Hausmittel) daraufstreichen oder Propolis Urtinktur. Ein paar Rescue-Tropfen (Bachblüten) darauf träufeln Bei **eitrigen Wunden und schlecht heilenden Wunden** wirkt (Puder-)Zucker u. U. recht gut. **Falls vorhanden:** Beinwellwurzel säubern, reiben und auf Wunde auflegen!
Verbrennungen/ Brandwunden	Mit kaltem Wasser übergießen, bis der Hitze-/Verbrennungsschmerz nachläßt. Alternativ mit Kernseife abwaschen. Johanniskrautöl auftragen und ein paar Tropfen Rescue-Salbe dazugeben. **Medikamente:** Combudoron-Salbe (Weleda) auftragen. **Alternativ:** Brandgel (30 g) und Brandessenz (100 ml) Fa. Wala. **Anwendung:** Wunde mit Gel bestreichen, Baumwolltuch mit Essenz 2 x täglich befeuchten. Oder üblichen Metalliene-Verband. Sehr gute Heilwirkung wenn Rescue-Salbe um die Wundränder aufgetragen wird, nicht auf die Wunde. **Innerlich:** - Rescue-Tropfen (10 Tr./Glas Wasser)

- ✏ Wegen starker Darmreaktion (Entgiftung) sollte der Darm unterstützt werden (z. B. Symbioselenkung mit Hylak) sowie Colina oder Heilerde.

Bei Verbrennungen 3. Grades (Fleisch offen) schnellstmöglich ärztliche Versorgung. Bis dahin:
Am Anfang ca. 1 - 2 Std. Kaltwasserbehandlung. Wenn Patient anfängt zu frieren, dann absetzen bzw. pausieren. **Verbrennungen bei:**
1. Extremitäten werden in kaltes Wasser getaucht.
2. Rumpfbereich mit kalten Kompressen versorgen.
Danach mit Brandwundenverband (Metalliene) verbinden. Verband darf nicht anbacken.
Viel zu trinken geben (warmen Tee).
Verletzten zudecken, wegen hohem Wärmeverlust.

Wundliegen — Wecesin (Weleda) Salbe und Streupuder (Babies), Johanniskrautöl

Würmer — → siehe Parasiten

Wetterfühligkeit — Johanniskrautöl

Zahnschmerzen — siehe Rubrik 3: Zähne oder Schmerzen/ Spasmen allgemein

1.3. Verabreichung/Einnahme der homöopathischen Mittel

Homöopathische Mittel sind erkennbar an der Bezeichnung »D« oder »C« und einer Zahl, z. B. »D6«. Drei Kügelchen (Globuli) oder **Tropfen** in ein Glas Wasser geben und alle 15 Minuten einen Schluck trinken. Dann wieder 3 Globuli oder **Tropfen** in ein Glas Wasser und jede Stunde einen Schluck trinken. Am nächsten und/oder den darauffolgenden Tagen nehmen Sie 3 x 3 Globuli/**Tropfen** bis die Beschwerden ausgeklungen sind.

Bitte beachten:
- ✏ Wenn möglich die Mittel als Tropfen besorgen, da sie länger halten als Globuli.
- ✏ Homöopatische Mittel *grundsätzlich nur auf Holz-* oder *Plastiklöffel* einnehmen

✎ Fläschchen vorher schütteln, am besten der Patient selbst, um die Schwingungen aufzunehmen

✎ während der Behandlung kein Kaffee, kein Schwarztee, kein Pfefferminztee, nur schwachgebrühte Kräutertees.

1.4. Arzneimittel (alphabetisch)

Die in den Vorsorgelisten aufgeführten Punkte haben unterschiedliche Prioritäten. Unentbehrliches ist mit einem ⌦ markiert. Die erste Kästchenreihe zum Ankreuzen dient Ihrer Planung, in der zweiten Kästchenreihe können Sie die erledigten Punkte oder vorhandenen Dinge abhaken.

⌦ ☐ **Aconitum D4** ➨ Erstmittel bei allen auftretenden nicht definierten Schmerzen, auch Nervenschmerzen

☐ ☐ **Aconitum Ohrentropfen** o. **Otovowen** (Weber & Weber) ➨ Ohrenschmerzen

⌦ ☐ **Aktren Forte** (Tabletten) ➨ Schmerzmittel

⌦ ☐ **Alpinum-Tabletten** ➨ Bei akuten Herzbeschwerden (Schloß Apotheke, 83229 Aschau)

☐ ☐ **Amara Tr.** (Weleda) ➨ Verdauungsstörungen

☐ ☐ **Anfokali** ➨ Mandelentzündung und Atemwegsbeschwerden (Nicht bei Epilepsie, Hirnschädigungen und Kindern unter 12 J.)

⌦ ☐ **Antitox** (Phoenix) ➨ Immunstimulans (Vorbeugung: 3 x 10 Tr. tgl., Stoß-therapie: 40 Tr.); Entgiftung bei allgem. unklaren Beschwerden

☐ ☐ **Apodolor** ➨ Schmerzmittel (spagirisch, d. h. auf mineralisch-chemischer Basis)

⌦ ☐ **Apomorphinum Oligoplex** ➨ Erbrechen, Übelkeit, *das* spez. Schwangerschaftsmittel, auch bei *Nicht-Riechen-Können* von Speisen

⌦ ☐ **Arnica D6** (innerlich) ➨ heilungsfördernd

⌦ ☐ **Arnica Essenz** o. **Urtinktur** (äußerlich) ➨ Wunden, Prellungen, Zerrungen, Blutergüsse, auch Hexenschuß (1 Teel./Tasse lauwarmes Wasser als Umschlag)

☐ ☐ **Asthma H Inj.** (Amp.) Fa. Pflüger ➨ Asthma, Herz (-enge) intramuskulär injizieren

☐ ☐ **Atropinum compositum** (Zäpfchen) ➨ schwere, kolikartige Verdauungsschmerzen

☐ ☐ **Avena Sativa** (grüner Hafer) ➨ Beruhigung

☐ ☐ **Azupantherol Liquidum** ➨ Magen (-geschwür), (Rollkur)

☐ ☐ **Balsamischer Melissengeist** (Weleda) ➨ allgemeines Unwohlsein

☒ ☐ **Basica** oder Rebasit oder Alcala ➡ Basenausgleich bei Übersäuerung und Aufbaumittel bei Mineralstoffmangel (1 Teel. vor dem Essen einnehmen)

☐ ☐ **Blutwurzpulver** ➡ bei Blutungen, die schwer zu stillen sind

☐ ☐ **Borax D12** oder → Propolis Urtinktur ➡ Mykosen (Pilzerkrankungen)

☐ ☐ **Bronchial-Balsam** (Weleda) ➡ einreiben bei Bronchitis

☐ ☐ **Bronchicum** (Tropfen) ➡ bei Akuter Bronchitis

☐ ☐ **Bronchicum Elixir N** (Tropfen) ➡ Bronchitis

☐ ☐ **Carbo Königsfeld** (Kaffee Kohle) ➡ Durchfall, Entgiftung

☐ ☐ **Cardiolongoral Dragees** ➡ Asthma, Herzenge

☐ ☐ **Carmol** (Tropfen) ➡ Herz-/Kreislaufmittel (Beruhigung)

☐ ☐ **Cefangipect** ➡ Tropfen (4 Wirkstoffe), Ampullen (3 Wirkstoffe): Asthma, Herzenge

☒ ☐ **Cerebretik** ➡ spagirisches Schlafmittel und Nervenmittel zur Beruhigung

☐ ☐ **Chamomilla D30** ➡ zahnende Säuglinge; auch bei Unruhe und Bauchweh; ...wenn unruhige Kinder getragen werden wollen

☒ ☐ **Chomelanum-Salbe** ➡ bei Stichverletzungen oder z. B. bei Wunden durch rostige Metallteile.

☐ ☐ **Colina** (normal) ➡ Magenverstimmungen (ähnlich Heilerde)

☐ ☐ **Cuprum D4** oder → Traumeel (Tropfen) ➡ Entkrampfung bei Spasmen (allgemein)

☐ ☐ **Digestodoron** (Weleda) ➡ Blähungen

☐ ☐ **Dolo-CYL-Öl** ➡ Muskel- und Gelenköl

☒ ☐ **Echinacin** ➡ Erkältungskrankheiten, Grippe (40 Tr. zur Stoßbehandlg, danach stdl. 20 Tr. je nach Heilungsverlauf reduzieren);
zusätzliche Unterstützung: Vitamin C und Pascotox;
Immunstimulanz zur Vorbeugung, fieberhafte Erkrankungen

☒ ☐ **Eigenharn** (Urin) ➡ siehe Literaturhinweis im Anhang

☒ ☐ **Engystol** (Ampullen) ➡ Viruserkrankungen (Ampullen trinken, d. h. 2 - 3 Minuten unter der Zunge behalten, dann schlucken)

☐ ☐ **Esberitox** ➡ Erkältung, Infekte

☐ ☐ **Euphrasia Augentropfen** (Wala) ➡ Augenschmerzen/-entzündungen

☒ ☐ **Euphorbium compositum** (Pumpspray) ➡ Stirnhöhlenbeschwerden (auch chron. Kieferhöhlenentzündung)

☐ ☐ **Fieberzäpfchen** (Fa. Cosmochema) oder **Viburcol supp.** (Zäpfchen) ➡ Fieberkrämpfe (Kinder)

☐ ☐ **Franzbranntwein** ➡ Haut-/Muskelfunktionsanregung

☐ ☐ **Gripp-Heel** (Tropfen oder Ampullen) ➡ Erkältung, Grippe (Ampullen trinken, s. o.)

- ☐ ☐ **Gripperrobal Forte** (Tropfen & Ampullen) ➨ Grippe/Infekte (Bindergas Apotheke Nürnberg o. Schloß Apotheke Aschau/Ch)
- ☐ ☐ **Hansamed-Spray** ➨ Desinfektion
- ☒ ☐ **Heilerde** (innerlich: Luvos 1 oder Ultra) ➨ als Umschlag bei allen Verletzungen, auch gut bei eiternden Wunden
- ☐ ☐ **Herztropfen** (Fa. Cosmochema) ➨ Stabilisierung von Herz und Kreislauf
- ☐ ☐ **Hustentropfen** (Fa. Cosmochema) ➨ Husten, Bronchitis
- ☒ ☐ **Hylak forte S** o. → **Pro Symbioflor** ➨ unklare Magen-/Darmbeschwerden, Verdauungsstörungen
- ☐ ☐ **Hyperforat (forte),** auch als Ampullen ➨ psychoregulierender Effekt (Nerven)
- ☒ ☐ **Iberogast** ➨ Magen-, Darmbeschwerden
- ☐ ☐ **Infludo Tr.** (Weleda) ➨ Grippe
- ☐ ☐ **Influtruw Tr.** ➨ Grippe/Infekte
- ☒ ☐ **JHP-Rödler-Öl** (innerlich und äußerlich) ➨ Schnupfen, Halsbeschwerden, Kopfschmerzen
- ☐ ☐ **Kalantol A** (Phoenix) ➨ Rheumatischer Formenkreis, Ischias, Muskelkrämpfe, Verrenkungen
- ☐ ☐ **Kalantol B** (Phoenix) ➨ Bandscheiben, Lendenwirbel
- ☒ ☐ **Korodin** ➨ Herz-/Kreislaufmittel bei schwachem oder niederem Blutdruck (Stabilisierung) (6 - 8 Tropfen)
- ☐ ☐ **Kupfervitriol** ➨ siehe Wundentip und gezogener Zahn
- ☐ ☐ **Kytta-Salbe** (Beinwell) ➨ Verstauchungen, Prellungen usw.
- ☐ ☐ **Leber-/Galle-Tr.** (Fa. Cosmochema) ➨ Galle, Leber (stoffwechselanregend)
- ☐ ☐ **Legallon 140** (Madaus) ➨ Leber/Galle
- ☐ ☐ **Löwe-Komplex Nr.9 Valeriana** ➨ Einschlafstörung, Beruhigung, Erschöpfung, Depression, Nervosität
- ☐ ☐ **Lymphaden Tr.** (Hevert) ➨ Verstauchungen, lymphunterstützend
- ☒ ☐ **Lymphomyosot** ➨ Bei lymphatischen Kindern, Mandelbeschwerden
- ☐ ☐ **Magnerot Classik** ➨ Magnesium-Mangel
- ☐ ☐ **Markalakt** (Pascoe) ➨ Darmflora (siehe Kapitel Darmreinigung)
- ☐ ☐ **Myristica sebifera D2** ➨ Abszesse
- ☒ ☐ **Neo-Ballistol-Öl** ➨ Wundöl, Ekzeme und vieles mehr
- ☐ ☐ **Nephroselect M** ➨ Nierenprobleme
- ☐ ☐ **Nervogastrol** ➨ Magenschleimhautentzündung oder Geschwür
- ☒ ☐ **Neuralgietropfen** (Fa. Cosmochema) ➨ Neuralgien
- ☐ ☐ **Nieren-Blasen-Tr.** (Cosmochema) ➨ Harnweginfektion
- ☐ ☐ **Nux vomica homaccord** (Fa. Heel) ➨ Ärgermittel bei Griesgramtypen, Reisebeschwerden (auch Kinder): alle 2 - 3 Stunden

1 Tablette; Verdauungsprobleme (durch zu üppiges Essen, Alkohol); Überdrehtheit, leichte Depression, Beziehungsprobleme, psych. Stabilisierung

☐ ☐ **Obstessig und Honig** (je 1 Tl./1 Glas Wasser) ➡ hyperaktive Kinder

☐ ☐ **Ospulvit** ➡ Kalk- und Knochenaufbau

☐ ☐ **Ozovit** (Pascoe) ➡ siehe Kapitel Darmreinigung

☒ ☐ **Perenterol** (Kapseln) ➡ Darmerkrankungen, Reisedurchfall; auch während und nach Antibiotikabehandlung

☐ ☐ **Petaforce** (Fa. Bioforce Dr. Vogel) ➡ Kopfschmerzen, Spasmen, diverses

☐ ☐ **Phoenix Solidago II/035B** ➡ Nierenentzündung

☐ ☐ **Phytohypophyson »C«** ➡ (Neben-) Nieren-Anregung

☐ ☐ **Phytohypophyson »L«** (Hormonmittel) ➡ Hypophysen-Stimulans

☐ ☐ **Piper methysticum D12 (D6)** ➡ Depression u. zur Beruhigung

☐ ☐ **Propolis Urtinktur** → Borax D12 ➡ Mykosen (Pilzerkrankungen)

☒ ☐ **Pro Symbioflor** o. → Hylak (forte) ➡ Darmsanierung, (unklare Darmbeschwerden)

☐ ☐ **Pyrogenium D6** ➡ Sepsis

☒ ☐ **Rescue-Salbe** (Bachblüten-Salbe) ➡ Brandwunden (!), Wunden, Herpes-Infektionen (Lippenbläschen)!

☒ ☐ **Rescue-Tropfen** (Bachblüten) ➡ Schock, akute Wundbehandlung

☒ ☐ **Retterspitz** äußerlich ➡ *das* Hausmittel! Ausschlag, Wunden, Bluterguß, Blutvergiftung, Allergie usw.

☒ ☐ **Retterspitz** innerlich ➡ *das* Hausmittel! Magen-/Darmbeschwerden, Erbrechen, Entgiftung usw.

☐ ☐ **Rotöl** (Johanniskrautöl) von Jukunda ➡ breites Anwendungsspektrum
innerlich: Beruhigung, Nervenstärkung, Erschöpfung, Wetterfühligkeit, Herz-/Kreislaufbelebung, Magen-/Darmschleimhautentzündung, Leber/Galle-Funktionsanhebung
äußerlich: Glieder-, Rücken-, Nackenschmerzen, Muskelverspannung, Rheuma, Prellungen, Anschwellungen, Wundliegen (Säuglinge und Kranke), Brand-, Schnitt-, Schürfwunden, auch Schleimhäute

☐ ☐ **Salviathymol N** ➡ Hals-, Mandelentzündungen; gurgeln

☒ ☐ **Serp-Algin-Reintoxin Salbe** (Fa. Horvi) ➡ Neuralgien, Trigeminus Neuralgie, Rheumatische Schmerzzustände, Heuschnupfen

☐ ☐ **Solidago D2** ➡ Schwangerschaftsödem aufgrund Nierenversagen

☒ ☐ **Symphosan** Tropfen ➨ alle äußeren Verletzungen
☒ ☐ **Teebaumöl** ➨ Desinfizierung, Pilzerkrankungen etc. (äußerlich)
☐ ☐ **Toxorobal Forte Komplex** ➨ Entgiftung
☒ ☐ **Traumeel Salbe** ➨ äußere und innere Verletzungen, heilungsfördernd, auch zur Vor- und Nachbehandlung bei Operationen
☒ ☐ **Traumeel Tropfen** ➨ äußere und innere Verletzungen, Entzündungen, heilungsfördernd, auch zur Vor- und Nachbehandlung bei Operationen
☐ ☐ **Tuja D6** ➨ Immunstärkung, bei Infekten
☐ ☐ **Tussiflorin forte Tr.** (pascoe) ➨ Husten
☒ ☐ **Uzara** Tropfen ➨ Darmerkrankungen (wie bei Perenterol)
☐ ☐ **Valeriana Comp.** (Hevert) ➨ Beruhigung/Schlafen/Nerven
☒ ☐ **Veratrum vir. D6** oder **D30** ➨ Schock!, Kreislauf/Durchfall
☐ ☐ **Veratrum vir. D30** ➨ Brechdurchfall
☐ ☐ **Vertigoheel** ➨ Reiseübelkeit, Schwindel
☐ ☐ **Vitasprint** (Vitamin-B-Präparat) ➨ Vitamin B-Mangel, Energiemittel
☒ ☐ **Vomitusheel** ➨ allgemeine Übelkeit
☒ ☐ **Wobenzym** ➨ Entzündungen jeglicher Art; nicht bei starken Blutungen, da gerinnungshemmend!
☐ ☐ **Ypsilin N** ➨ Desinfektion
☐ ☐ **Zinkorotat 20** (Ursapharm) ➨ Zinkmangel
☐ ☐ ____________________
☐ ☐ ____________________
☐ ☐ ____________________
☐ ☐ ____________________
☐ ☐ ____________________
☐ ☐ ____________________
☐ ☐ ____________________

☞ Empfehlenswert: »Homöopathische Hausapotheke« von Staufen Pharma, o. ä. in verschiedenen Ausführungen erhältlich.

1.5. Alte Hausmittel

☐ ☐ **Äpfel** (geschabte) ➨ bei Durchfall
☐ ☐ **Ätherische Öle** (Thymian, Lavendel, Gewürznelke, Bohnenkraut, Zwiebel) ➨ Desinfektion
☐ ☐ **Buttermilch** ➨ Sonnenbrand
☐ ☐ **Essig (Obst-)** und **Honig** ➨ je 1 Teel./Glas Wasser; → hyperaktive Kinder, Waschungen, Ohnmacht (verdünnt)

☐ ☐ **Eigenurin** (Harn) ➨ → Literaturhinweis Gesundheit
☐ ☐ **Heidelbeeren** (getrocknete) ➨ bei Durchfall
☐ ☐ **Honig** ➨ (eitrige) Wunden; → hyperaktive Kinder
☐ ☐ **Joghurt** ➨ Sonnenbrand
☐ ☐ **Kartoffeln** (warm) Breimasse auflegen ➨ Nasen-, Stirn-, Nebenhöhlenentzündung
☐ ☐ **Knoblauch** ➨ Harnweginfektion, Pilze, Ohrenschmerzen
☐ ☐ **Kuhdung, frischer** ➨ frische Wunden (nicht bei Coli-Allergie)
☐ ☐ **Lavendelöl** ➨ Kopfschmerzen, Ohrenschmerzen
☐ ☐ **Leinsamen** ➨ Verdauung, Durchfall, Auflagen (Kompressen), sehr vielseitig
☐ ☐ **Meerrettich** ➨ Harnweginfektion, Pilze, Nasennebenhöhlen
☐ ☐ **Möhren** ➨ Darmpflege, leichte Entgiftungswirkung
☐ ☐ **Olivenöl** ➨ Haut, eingedrungener Fremdkörper (Spreißel)
☐ ☐ **Puderzucker** ➨ (eitrige) Wunden, schlecht heilende Wunden
☐ ☐ **Salz** ➨ Insektenstiche, Nebenhöhlen, Desinfektion, uvm.
☐ ☐ **Sauerkrautsaft** ➨ Halsweh, Magen-/Darmpflege
☐ ☐ **Schmalz** ➨ Husten (Schmalzläppchen auf Brust und Rücken)
☐ ☐ **Schwedenkräuter** ➨ Hals, Mandeln, Magen/Darm
äußerlich: Direkteinreibung oder Umschläge (Vorsicht bei Alkoholunverträglichkeit), Desinfektion
☐ ☐ **Senfkörner** ➨ Durchfall, Auflagen, sonstiges
☐ ☐ **Sonnenblumenöl** ➨ Entgiftung (Ölziehen, Mund)
☐ ☐ **Teebaumöl** ➨ Desinfektion und vieles mehr
☐ ☐ **Tonerde** (essigsaure) ➨ Verstauchung, Prellung
☐ ☐ **Wacholderbeeren** ➨ bei Schwellungen (kauen)
☐ ☐ **Zimtrinde** ➨ Kopfschmerz
☐ ☐ **Zucker, Puderzucker** ➨ Insektenstiche, offene, schlecht heilende Wunden.
☐ ☐ **Zwiebel** ➨ Harnweginfektion, Insektenstiche, Pilze, Wunden
☐ ☐ **Zwiebelsäckchen** ➨ Ohrenschmerzen (kleingehackte Zwiebeln im Taschentuch aufs Ohr legen)
☐ ☐ ____________________
☐ ☐ ____________________
☐ ☐ ____________________
☐ ☐ ____________________
☐ ☐ ____________________

☞ Zu empfehlen: »Alte Hausmittel, Moderne Zeit«, siehe Literaturhinweise im Anhang.

1.6. Heilkräutertees

Nicht jeder ist in der Lage oder kundig genug, die Kräuter, Beeren, Wurzeln etc. für Tee selbst zu sammeln, zuzubereiten und zu mischen. In Reformhäusern, Bioläden und Apotheken finden Sie recht gute Fertigtees mit Mischungen der verschiedensten Kräuter, die bereits auf eine bestimmte Behandlung, z. B. Leber/Gallen-Tee, zugeschnitten sind. Ideal ist es, wenn Sie sich mit Kräuterkundigen austauschen. Über die Naturheilvereine, Volkshochschulen und alternative Zeitungen (Inserate) erfahren Sie entsprechende Anschriften, wo evtl. noch Tee ohne industriellen Einfluß zusammengestellt wird. Wenn Sie gezielt nur eine Teesorte einsetzen wollen, so können Sie die folgenden Vorschläge heranziehen. Die Teesorten, die unter einer Rubrik (z. B. Leber/Galle) stehen, können Sie auch mischen, was meist eine bessere Wirkung erzielt. Die an erster Stelle stehenden Tees sind die wichtigsten, Priorität von oben nach unten. (Zur Vertiefung der Kenntnisse finden Sie im Anhang C entsprechende Literaturhinweise.)

Zubereitung

Wenn Sie Tee »kochen«, dann bitte nur noch ca. 2 - 3 Minuten ziehen lassen. Die bessere Lösung ist, den Tee über Nacht in kaltem Wasser ziehen zu lassen (größere Menge) und nur die eben benötigte Menge trinkbar zuzubereiten (nicht kochen). So werden die ätherischen Anteile und die Aromen besser erhalten.

Erkältung/Fieber (Schwitztee)

⌧ ☐ **Lindenblüten** ➡ fiebrige Erkältung, Schwitzen
⌧ ☐ **Holunderblüten** ➡ schweiß- und harntreibend

Verdauung, Stoffwechsel (Magen/Darm)

⌧ ☐ **Wermut (oder Beifuß)** ➡ bei Übelkeit und zur Anregung
⌧ ☐ **Kalmuswurzel** ➡ nervöser Magen, Magengeschwür
⌧ ☐ **Tausendgüldenkraut** ➡ zur Anregung
⌧ ☐ **Kamille** ➡ Blähungen, Magen-/Darmkrämpfe
⌧ ☐ **Angelikawurzel** ➡ empfindlicher Magen
⌧ ☐ **Schafgarbe** ➡ Krämpfe
☐ ☐ **Gänsefingerkraut** ➡ Krämpfe
☐ ☐ **Anis-Fenchel-Kümmel Mischung** ➡ Blähungen

Nieren, Blasen (Entwässerung, Blutreinigung)

⌧ ☐ **Brennessel** ➡ harnausscheidend
☐ ☐ **Birkenblätter** ➡ harnausscheidend
⌧ ☐ **Zinnkraut** (= Ackerschachtelhalm) ➡ harnausscheidend
☐ ☐ **Bärentraubenblätter** ➡ harntreibend (stärker)
☐ ☐ **Goldrute** ➡ harntreibend (stärker)

Leber/Galle

☒ ☐ **Löwenzahn**

s. o. **Wermut** (oder Beifuß)

s. o. **Tausendgüldenkraut**

Frauentee

☒ ☐ **Frauenmantel** ➡ bei Krampfadern, vor und nach der Entbindung

☐ ☐ **Schafgarbe** ➡ bei Krampfadern, vor und nach der Entbindung

☐ ☐ **Hirtentäschl** ➡ Periode zu stark, zu häufig

☐ ☐ **Johanniskraut** ➡ Periodenstörung

s. o. **Kamille** ➡ schmerzhafte Periode und Migräne

☒ ☐ **Melisse** ➡ schmerzhafte Periode und Migräne

☐ ☐ **Gänsefingerkraut**

Blutreinigung, Blutarmut

s. o. **Brennessel**

☐ ☐ **Salbei**

☐ ☐ **Löwenzahn**

☐ ☐ **Schafgarbe**

☐ ☐ **Zinnkraut**

s. o. **Kalmuswurzel**

s. o. **Birkenblätter**

Nerven, Nervenschwäche

☐ ☐ **Johanniskraut**

☐ ☐ **Lavendel**

s. o. **Kalmuswurzel**

s. o. **Melisse**

s. o. **Salbei**

Haustee

☐ ☐ **Himbeerblätter**

☐ ☐ **Brombeerblätter**

☐ ☐ **Pfefferminze** ➡ nicht zu oft

☐ ☐ **grüner Tee** ➡ leicht anregend

☐ ☐ ______________________________

☐ ☐ ______________________________

☐ ☐ ______________________________

☐ ☐ ______________________________

☐ ☐ ______________________________

☐ ☐ ______________________________

2. Medizinische Utensilien
– Verbrauchsmaterial großzügig einkaufen –

2.1. Verbandszeug

☒ ☐ **Leinentücher, Baumwolltücher** und **Wolldecken** ➨ Wickel und Schwitzpackungen
☒ ☐ **Wundschnellverband**
☒ ☐ **Brandwundenpäckchen** ➨ Branulind-N (Hartmann) oder BR-Brandverband oder Metalliene
☒ ☐ **Brandwundentuch**
☒ ☐ **Zellstoff, Watte**
☒ ☐ **Verbandmull**
☒ ☐ **Pflaster** ➨ Hansaplast und Leukoplast in verschiedenen Breiten; bei besonderer Hautempfindlichkeit empfiehlt sich statt dessen Micropore®
☒ ☐ **Mullbinden** ➨ elastischer Mull (Elastomull, Pehalast u. a.) in versch. Größen: 4, 6, 8, 10 cm breit; Elastische (Wickel-) Binden: 6, 8, 10 und 12 cm breit
☒ ☐ **Kompressen** 8 x 10 cm
☒ ☐ **Sterile Tupfer**
☒ ☐ **Dreieckstücher** ➨ mindestens 2 Stück
☒ ☐ **Stretch Bandagen** ➨ Meterware, sowie auch Sprunggelenks-bandage rechts und links für jedes Familienmitglied
☒ ☐ **Sicherheitsnadeln** ➨ versch. Größen
☒ ☐ **Notfallset** bei Lauche + Maas (Trekkingversand)

2.2. Geräte (medizinische)

☒ ☐ **Ein paar Kfz-Verbandskästen im Haus verteilen**
☒ ☐ **Schere für Verbandmaterial**
☒ ☐ **Abschnürbinde** ➨ (Arterienabbinder)
☒ ☐ **Fieberthermometer** (unzerbrechl.)
☐ ☐ **Augenspülglas**
☐ ☐ **Tropfpipette**
☒ ☐ **Urinflaschen** (evtl. mehrere)
☒ ☐ **Bettschüssel/Nachttopf**
☒ ☐ **OP-Handschuhe**
☒ ☐ **Nierenschalen**

☒ ☐ **Wärmflaschen o. Kirschsteinkissen** (im Bio-Laden) ➠ im Ofen aufgeheizt bis 150 °C/oder auch zum Kühlen
☒ ☐ **kleine Einmal-Spritzen** ➠ (2 und 5 ml, zum Selberspritzen)
☒ ☐ **Kanülen** ➠ Stärke Nr. 14
☒ ☐ **Klysomatic für Darmeinläufe** ➠ = kl. Druckball mit beiderseitigen Schläuchen, die mit einem Ventil versehen sind
☐ ☐ **Windelhose**
☒ ☐ **Skalpell-Klingen** ➠ drei verschiedene Größen
☒ ☐ **Chirurgische Pinzetten**
☒ ☐ **Chirurgische Schere**
☒ ☐ **Nahtmaterial** (Wunden) ➠ 2 versch. Nadelgrößen + Fadenstärken
☒ ☐ **Nadelhalter**

☞ Siehe auch Literaturhinweise (Seite 173): *»Wie helfe ich mir draußen«*

3. Zahnbehandlung

Wohl jeder, der starke Zahnschmerzen einmal einige Stunden oder gar Tage aushalten mußte, wird ermessen können, was es heißt, in Notzeiten vielleicht sogar einige Wochen keine zahnärztliche Hilfe zu bekommen. Lassen Sie deshalb Ihre Zähne überprüfen und gegebenenfalls sanieren. Halbjährliche Kontrollbesuche beim Zahnarzt sollten selbstverständlich sein.
Bevorzugen Sie bitte ganzheitlich denkende Zahnärzte, die z. B. Amalgam zumindest kritisch gegenüberstehen. Fragen Sie, ob in der Praxis die für Sie richtigen Zahnmaterialien ausgetestet werden, z. B. mit der Methode nach Ochsenreiter oder mit Kinesiologischer Testmethode (Muskeltest).
Sollte denn doch die Selbsthilfe einmal notwendig werden, so wird Ihnen die folgende Aufstellung helfen.

3.1. Behelfsausrüstung

☒ ☐ **Zahnbürste**
☒ ☐ **Zahnseide** ➠ Knoten machen → besserer Reinigungseffekt
☐ ☐ **Nelken (ganze, getrocknete Gewürznelken)** ➠ Schmerzlinderung! Entweder kleinkauen oder vor Gebrauch zerkleinern, zerstoßen
☒ ☐ **Nelkenöl** ➠ Schmerzlinderung!
☒ ☐ **Kaugummi** (mögl. zuckerfrei)
☐ ☐ **Schlemmkreide** ➠ zum Reinigen statt Zahnpasta
☒ ☐ **Bienenwachs** (hochschmelzend) ➠ erhältl. im Dentaldepot o. beim Zahnarzt
☒ ☐ **Wasserstoffperoxid Brausetabl.** ➠ zum Desinfizieren (1,5 %ig)
☒ ☐ **Schmerzmittel** ➠ wenn notwendig, dann Aktren-Forte

☐ ☐ **Chamomilla D30,** Veilchenwurz ➡ zahnende Säuglinge
☐ ☐ **Pinzette** (zahnärztl. Bedarf)
☐ ☐ **Molarenzange, Praemolarenzange** ➡ falls ein Zahn gezogen werden muß! *Besorgen:* Medizinischer Großhandel o. Zahnarzt
☒ ☐ **Zahnpasta** (biol.) ➡ **ohne Fluor** (siehe Buch Dr. Bruker, „Vorsicht Fluor")
☒ ☐ **siehe auch Zahnnotfallset** ➡ Lauche + Maas (Campingausrüster)
☐ ☐ ______________________________
☐ ☐ ______________________________
☐ ☐ ______________________________
☐ ☐ ______________________________
☐ ☐ ______________________________

3.2. Verhaltenshinweise

✏ **Zahnfleischbeschwerden**
siehe Rubrik »Mund«

✏ **Krone, Brücke oder Inlett ist locker oder abgegangen**
Zahn + Krone etc. reinigen und desinfizieren. Zur provisorischen Befestigung Bienenwachs weichkauen, Innenseite von Krone, Brücke oder Inlett damit bestreichen bzw. ausfüllen, dann wieder einsetzen und festdrücken (fest zubeißen). Beim Essen vorsichtig kauen, möglichst auf der intakten Seite.

✏ **Inlett oder Plombe defekt oder Zahn abgebrochen**
Lose Plombenteile entfernen. Zahn desinfizieren (Nelkenöl), dann mit Kaugummi (ca. 3 - 4 Minuten kauen) oder Bienenwachs verschließen.

✏ **Bei Schmerzen** kleingestoßene Nelkenstücke, Nelkenöl oder Teebaumöl auf den Zahn bzw. in das Zahnloch geben und mit weichgekautem Kaugummi oder Bienenwachs verschließen.

✏ **Desinfizierung:** Wasserstoffperoxid-Brausetabletten in Wasser geben, verdünnen (ca. 1,5 %ig, siehe Gebrauchsanweisung in der Originalverpackung). Es ist im Rachenraum, bei akuten Blutungen, offenen Wunden (auch äußerlich) verwendbar. Auch bei Mandelentzündung (dann gurgeln). Alternativ: Teebaumöl oder verdünnte Arnikatinktur.

✏ **Wichtig:** Auch im Zahnbereich die Urin-Therapie beachten (siehe Literaturhinweise).
Grundsätzlich gilt: Dies sind nur **provisorische Notbehelfe,** mit denen man sich einige Tage, unter Umständen bis zu einigen Wochen behelfen kann. **Die fachliche Betreuung wird dadurch aber keinesfalls ersetzt.**

✏ **Falls ein Zahn gezogen werden muß** oder ein Stück vom Zahn abbricht, halten sie den (Teil-)Zahn an die ursprüngliche Stelle außen an die Wange. Schmerz läßt nach. Oder in Kupfervitriol legen.

3.3. Adresse für Informationen über ganzheitliche zahnärztliche Behandlung

Falls Sie keinen solchen Zahnarzt kennen, fragen Sie Ihren (Natur-)Arzt oder Heilpraktiker, bei Naturheilvereinen, in Apotheken usw.

Sie können sich auch an die „Forschungs-Gemeinschaft Frequenzen e. V.“ wenden.
Anschrift:
Forschungsgemeinschaft Frequenzen
Rittnerstr. 19
76227 Karlsruhe-Durlach
Tel.: 0721/94354-0
Fax: 0721/94354-22

Dort können Sie Richtlinien zur Amalgamsanierung bzw. Kunststoffproblematik sowie Anschriften der in Ihrer Region danach arbeitenden Zahnärzte anfordern.
Bitte unbedingt addressierten Rückumschlag und 3,00 Euro in Briefmarken beilegen, sonst kann Ihre Anfrage nicht beantwortet werden.

4. Sanitärtechnik, Körperpflege, Wäsche

Für Zeiten in denen die Wasserversorgung ausfällt, muß anders entsorgt werden. Organisierte Abfallbeseitigung ist hier besonders wichtig.

- ☒ ☐ **Camping-WC**
- ☒ ☐ **Fäkalienbeutel** (ca 50 Stück/Person)
- ☒ ☐ **Plastikeimer 15 - 20 Stck.** ➡ mit Deckel (mind. 30 l Fassungsvermögen für Fäkalienbeutel und anderes)
- ☒ ☐ **Chlorkalk** (zur Geruchs- und Bakterienbindung der Fäkalien) + Torfmull
- ☒ ☐ **Toilettenpapier** (pro Person ca. 3 - 4 Familienpackungen)
- ☐ ☐ **Papiertaschentücher**
- ☐ ☐ **Papierhandtücher**
- ☐ ☐ **Damenbinden, Tampons**
- ☐ ☐ **Mullbinden**
- ☐ ☐ **Watte**
- ☐ ☐ **Handtücher**
- ☒ ☐ **Zahnbürsten**
- ☒ ☐ **Zahnpasta, Mundwasser** ➡ Bioladen, Reformhaus

- ☐ ☐ **Trockenbürste**
- ☒ ☐ **Mikropur-Tabletten** (Wasserentkeimung!)
- ☒ ☐ **Desinfektionsmittel** (allgemein), z. B. Wasserstoffperoxid-Brausetabletten
- ☐ ☐ **Kernseife** o. biolog. abbaubares Waschmittel
- ☐ ☐ **Flüssige Seife und Handwaschpaste** ➨ normale Seife benötigt zu viel Wasser
- ☐ ☐ **Wäschestampfer** (siehe auch Kap. 9) ➨ Waschen ohne Strom! (Waschbär-Versand siehe Anhang C, Kap. III.1)
- ☐ ☐ **Haut + Nagelschere**
- ☐ ☐ **Schüsseln** ➨ für Waschungen am Bett
- ☐ ☐ **großer Topf** ➨ (Bett-)Wäsche durchkochen
- ☐ ☐ **Sagrotan o. Kaliumpermanganat** (Desinfektion)
- ☐ ☐ **Einweghandschuhe**
- ☐ ☐ **feste Müllsäcke** (ca. 50 St.) ➨ diverse Größen

☞ Vorräte an allen gängigen Pflege- und Reinigungsmitteln auf das absolut Nötigste beschränken.

5. Schlafen

- ☐ ☐ **Bettwäsche, Leintücher**
- ☒ ☐ **Schlafsäcke** (-20 °C Komfortwert) ➨ (siehe Fluchtgepäck) auch für zu Hause, wenn die Heizung ausfällt! Der angestrengte Körper braucht Wärmereserven, besonders bei Krankheit!
- ☒ ☐ **Wolldecken, zusätzliche** ➨ aus Armeebeständen (Gebrauchte)
- ☒ ☐ **Matratzen, Polster** (auch als Schutz gegen herabfallende Trümmer)
- ☐ ☐ **Luftmatratzen** (+ Blasebalg)
- ☒ ☐ **Oropax** ➨ Einschlafhilfe, »Schreckminderung«
- ☐ ☐ **2 - 3 Schaffelle** ➨ gegen Wundliegen
- ☐ ☐ **Notliegen**
- ☐ ☐ ______________________________
- ☐ ☐ ______________________________
- ☐ ☐ ______________________________
- ☐ ☐ ______________________________
- ☐ ☐ ______________________________
- ☐ ☐ ______________________________
- ☐ ☐ ______________________________
- ☐ ☐ ______________________________

6. Flucht-/Notgepäck Auflistung

☒ ☐ **Rucksack (50 - 80 Liter)** ➨ *achten auf:* unauffällige Farbe, höhenverstellbare Tragriemen, Innenunterteilung, evtl. Zusatztaschen, Schlaufen
Gute Qualität z. B.: Lowe, Gregory (amerik.), Karrimor, Fährmann.

☒ ☐ **Rucksack Außentaschen** ➨ für Kleinzeug und Dinge die schnell greifbar sein müssen

☒ ☐ **Rucksackhülle (wasserdicht) oder Rucksack-poncho**

☒ ☐ **Schlafsack** ➨ Komfortwert mindestens -15 °C, besser -20°C
Kunstfaserfüllung: z. B. *Carinthia:* Husky Lite 1800 ca. -15 °C, Husky ES Shellproof ca. -30 °C, *Ajungilak:* Tyin (ca -20 °C), Tyin Elite (ca. -30 °C)
Wer doch einen **Daunenschlafsack** will:
z. B.: *Fa. Yeti:* Mont Blanc, Ray Mountain
Carinthia: EEC Line 1000
Mountain Equipment: Extreme Dragon
Achtung: Manche Anbieter und Versender nehmen so große Mengen ab, daß die Schlafsäcke unter anderen Namen auftauchen (Eigenwerbung). Fragen Sie deshalb immer nach den angegebenen Grundkriterien

☒ ☐ **Isoliermatte** ➨ z. B.: Neopren-Matte von Vau De oder Ridge Rest (sehr leicht)

☒ ☐ **Biwaksack** ➨ ohne Alubeschichtung und unauffällige Farbe

☐ ☐ **Zelt** ➨ *zu beachten:* unauffällige Farbe
Bauart: Kuppel oder Geodät, hohe Bodenwanne, keine Alubeschichtung, leicht und schnell aufstellbar (vorher üben/auch im Dunkeln)

Beispiel:
1 - 2 Personen
Fa. Eureka (Autumn Wind)
Fa. Wechsel (Pathfinder)
Fa. North Face (Starburst)
Fa. Hilleberg (Akto)

2 - 3 Personen
Fa. North Face (Starship)
Fa. Wechsel (Challenger RP)
Fa. Tatonka (Sherpa Dome/plus)

3 - 4 Personen
Fa. Mehler (Tornado)
Fa. North Face (VE 25) *... oder vergleichbare Zelte*

Kleidung:

☒ ☐ **Berg- oder Trekkingschuhe** ➠ wasserdicht und warm, knöchelhoch, Vibram-Sohle, wenn möglich zwiegenäht
z. B.: Meindl Perfect (Juchtenleder) o. Meindl Tundra (Gore Tex + sehr hoher Schaft) Nur im Winter von Vorteil!
Wichtig: Schuhe unbedingt auf 2 - 3 Touren vorher einlaufen, auch zu Hause anziehen
Kälte ab ca. -5 °C oder tiefer, erfordert Zusatzmaßnahmen für die Schuhe. Z. B.: was beim Gehen bis -30 °C schützt, erreicht beim Stehen max. -5 °C bis -10 °C.
Top Schuhe für große Kälte gibt es von Sorel, Kamik oder Meindl, allerdings sind dies keine idealen Langstreckenschuhe.

☒ ☐ **leichte Trekkingschuhe** ➠ für den Sommer

☒ ☐ **Socken** (trekkingerprobt) ➠ für Sommer und Winter + Ersatzpaar

☒ ☐ **Anorak/Jacke** (mit Kapuze) ➠ z. B.: von North Face, Jack Wolfskin, Fjällräven, Tenson, Lowe, Vau De: unauffällige Farbe, strapazierfähig, rucksacktauglich (verstärkte Schulterpartie), sollte Gesäß gut abdecken, winddicht, wasserdichte Dampfmembran ist nur bei Temperaturgefälle wirksam (außen kalt, innen warm)

☒ ☐ **alternative dazu:** ➠ leichte Regenbekleidung
Jacke und Hose (mit Seitenreißverschlüssen)

☐ ☐ **oder (Rucksack-) Poncho** ➠ unauffällige Farbe z. B.: von Fjällräven oder Tatonka oder ausgemusterte Armee Ponchos.

☒ ☐ **Hose** ➠ unauffällige Farbe, robust und bequem, eventuell Fleece Hose drunter

☒ ☐ **Hemd oder Rolli** ➠ (+ je 1 Wechselteil) gesäßlang

☒ ☐ **Pullover** (Wolle) ➠ lange Version

☒ ☐ **Fleece Jacke** ➠ lange Version, eventuell mit Kapuze

☒ ☐ **Mütze** (Wolle/Mischung) ➠ evtl. auch Stulpenmütze bis zur Schulter, nur Augen sind frei! (Sturmhaube)

☒ ☐ **Handschuhe** (warm + robust) ➠ mit wasserdichten Überhandschuhen evtl. Jägerhandschuhe, Fingerteil wegklappbar, d. h. die Handschuhe bleiben an und die Finger sind frei. Arbeitshandschuhe zusätzlich.

☒ ☐ **Leibwäsche** ➠ je 2 Garnituren
→ *Sommer:* dünne Funktionswäsche → kurze Hose, Unterhemd
→ *Winter:* z. B. Ullfrotte oder ähnliches → lange Hose, langärmeliges Unterhemd

Materialien/Sonstiges:

- ☒ ☐ **Messer** ➠ vom Messer kann alles abhängen
→ muß äußerst robust sein, Stahlqualität 440 C oder besser
Zu beachten: - Messer und Griff aus einem Stück, breiter Messerrücken (Als Spaltwerkzeug muß man draufschlagen können. Nicht mit Stein oder hartem Gegenstand auf den Messerrücken schlagen, nur mit Holzstück. Holz unterlegen, wenn doch Stein benutzt werden muß.) Brauchbare Klingenlänge zwischen 10 und 15 cm.
Vorbildliche Messermarken:
Buck: Vanguards oder Nighthawk
Katz: Bowie- oder Skinner-Messer
Aitor: Jungle King (Trotz Hohlgriff recht stabil und preisgünstig. Mit sehr viel Zubehör im Hohlgriff, vom Skalpell bis zum Angelhaken.)
- ☒ ☐ **Leatherman** (Super Tool, groß) ➠ Universalwerkzeug mit eingebauter Zange (sehr gut!) ...statt Taschenmesser
- ☐ ☐ **Klappmesser** ➠ z. B. von Katz, Lakota, Kershaw (Klinge ca. 9 - 10 cm)
- ☒ ☐ **Wetzstein oder Wetzstahl**
- ☒ ☐ **1 Kocher** (bis 4 Personen) ➠ MSR Whisperlight 600 (Benzin/Petroleum) oder XGK Kocher (Benzin/Petrolieum/Diesel) oder Wildniskocher Lapp von Markill, evtl. Esbit Kocher als Einzelausrüstung (Espit nur im Freien verwenden, da Blausäuregasentwicklung)
- ☒ ☐ **Geschirr** ➠ Multi-Set Edelstahl → Gruppengröße beachten
- ☒ ☐ **Besteck** ➠ Original Bundeswehr (Edelstahl) + Becher (Klappbecher Kunststoff)
- ☒ ☐ **Feldflasche und Wassersack** (5 - 10 l) ➠ Einen großen Wassersack braucht man nicht vollmachen – 2 - 3 Liter langen – aber man hat Reserven falls mehr Volumen notwendig ist.
- ☒ ☐ **Trinkwasserschlauch** ➠ PVC, Ø 1 cm, 1 - 2 m lang
- ☒ ☐ **Gassturmfeuerzeug** ➠ Glutpunktprinzip (ca. 20 Euro) oder Rowenta (Gasmenge für ca 1/4 Jahr ca. 50 Euro)
- ☒ ☐ **Streichhölzer** ➠ Wasser und Sturmfest
- ☒ ☐ **Magnesiumfeuerstarter** ➠ Zunder (dient dem Feuermachen, auch bei feuchter Witterung durch starke Hitzeentwicklung.)
- ☐ ☐ **Kerzen** ➠ 2 Stück
- ☒ ☐ **Schnur** (gewachst) ➠ Blumenbindedraht, Reepschnur
- ☒ ☐ **Taschenlampe** ➠ Sure Fire (wasserdicht und äußerst robust, sehr hell, Lithium Batterie = kältefest, jahrelang lagerfähig
→ 1 Stück pro Gruppe, sonst auch preiswertere tauglich

☒ ☐ **Schutzbrille** ➨ z. B. Skibrille oder Arbeitsbrille (Baumarkt)
☒ ☐ **Rettungsfolie**
☒ ☐ **Allerlei** ➨ Nähzeug, Schreibzeug, Adressen von Freunden, Wertsachen, Zahnset, Rasierapparat, Tampons, Sicherheitsnadeln, Trekkinghandtuch, Plastikbeutel
☒ ☐ **Kondome** (5 Stück) ➨ *vielseitig:* erstaunlich stabil für z. B. Wassertransport, als sterriler Handschuhersatz bei Wunden, Überzug etc.
☒ ☐ **Kompaß und Umgebungskarte** ➨ z. B. Recta DP 65 Turbo
☒ ☐ **Uhr** ➨ robust, wasserdicht, Automatik oder Handaufzug
☒ ☐ **Pfeife** ➨ Signal und Hilferuf
☒ ☐ **CS-Gas** ➨ Verteidigungsnotfall
☒ ☐ **Drahtsäge** ➨ (Holz / klein + leicht)
☒ ☐ **Dokumente** ➨ Liste machen und vorbereiten + wasserdichte Hüllen
☒ ☐ **Kleines Radio** ➨ wichtige Lageberichte
Lithium-Batterien verwenden, da kältefest und jahrelang lagerfähig. Ersatzbatterien!
Alternativ: Radio mit Kurbeldynamobetrieb und Solarzellen.

Medizinische Notausrüstung <u>für Jeden...!</u>

☒ ☐ **Verbandszeug** (Mini) ➨ in Trekking und Sportgeschäften
☒ ☐ **Teebaumöl + Neo-Ballistol-Öl** ➨ mit diesen beiden Mitteln hat man viele Wehwehchen im Griff
Neoballistol siehe Kapitel Heilmittel! u. a. gut bei Sonnenbrand, Insektenstichen, für Leder und mechanische Teile, Abschürfungen, wehen Hundepfoten usw. – nicht bei Zecken –
☒ ☐ **Micropurtabletten** ➨ zur Wasserentkeimung (für Mengen von 1 Liter und 5 Litern)
☒ ☐ **Klistier/Klysomatic** ➨ für Einlauf (Darmspülung)
☒ ☐ **Hansa-/Leukoplast 5 m** ➨ wasserfest
☒ ☐ **Chirurgisches Wundpflaster** ➨ statt nähen
☒ ☐ **1 Dreieckstuch**
☒ ☐ **Geh-wohl Fußcreme**
☒ ☐ **Schere + Pinzette + Skalpellklinge**
☒ ☐ **Anti-Blasen-Pflaster** (Trekkingausrüster)

Medikamente

Wichtig: Unbedingt eigene Medikamente bedenken, die ständig eingenommen werden müssen (z. B.: Diabetis, Bluthochdruck, usw.)

- ⌧ ☐ **Persönliche Medikamente**
- ⌧ ☐ **Schmerzen** ➠ Aktren-Forte Tbl.
- ⌧ ☐ **Verstauchungen** ➠ Kytta-Salbe
- ⌧ ☐ **Übelkeit** ➠ Erbrechen lassen/Nux vomica hommaccord
- ⌧ ☐ **Fieber** ➠ Klistier, Pascotox, Fieberzäpfchen von Cosmocheme
- ⌧ ☐ **Beruhigung** ➠ Kavosporal oder Valeriana
- ⌧ ☐ **Immunstimmulanz** ➠ Echinacin
- ⌧ ☐ **Darm/Durchfall** ➠ Perenterol, Heilerde, Elektrolyte
- ⌧ ☐ **Verbrennungen** ➠ Brandgel (Wala) + Bronolind-N (Hartmann)
- ⌧ ☐ **Desinfektion** ➠ Teebaumöl
- ⌧ ☐ **Zähne** ➠ Notfallset (Lauche + Maß)
- ⌧ ☐ **Korodin** ➠ Kreislaufstabilisierung
- ⌧ ☐ **Infektmittel** ➠ Originaltinktur Truw
- ⌧ ☐ **Vitamin-Ergänzung** ➠ Vitamin C bzw. nach Bedarf z. B.: Vitabit (Dr. Grandel)

Achtung: Kleine Mengen abpacken, die Originalmengen sind zu umfangreich

Gruppenapotheke/Utensilien

- ⌧ ☐ **Notfallset + Zahnnotfallset** ➠ bei Lauche und Maas (siehe Anhang Ausrüster)
- ⌧ ☐ **Zusätzlich** ➠ Brandwundenverbandspäckchen, elastische Binden, 2 Arterienklemmen
  ➠ Nadelhalter, Nadeln, Nähseide, Hansa-/Leukoplast in verschiedenen Breiten, Augenklappe
  ➠ Klistier/Klysomatic (für Einläufe)
  (Soviel Wechselspitzen wie Gruppenmitglieder)
- ⌧ ☐ **Glasfläschchen** ➠ (leer und steril) z. B.: 20, 30, 50 ml mit Tropfeinsatz (Apotheke), zum Abfüllen eigener Mengen

Medikamente: Dieselben Mittel wie für den Einzelnen, aber größere Mengen!

Geräte/Dinge, die für eine Gruppe von maximal 4 Personen nur einmal vorhanden sein müssen

☒ ☐ **Kleines Beil**
☒ ☐ **Klappspaten/Klappsäge** ➨ keine Billigware
☒ ☐ **Buschmesser** (Machete) ➨ sehr universell
☒ ☐ **Katadyn-Taschenfilter** ➨ Wassergewinnung
☒ ☐ **Signalset** ➨ Leuchtraketen
☒ ☐ **Saugheber** (Pumpschlauch) ➨ bei Lauche und Maas
☒ ☐ **Insekten** ➨ Jaico Mückenmilch, Zanzarin (Apotheke), Ajoba
☒ ☐ **Kocher und Geschirr**
☒ ☐ **Bücher** ➨ siehe Survival Bücher
1) Volker Lapp: Wie helfe ich mir draußen
2) Apotheker Pahlow: Eßbare Wildpflanzen
3) David Werner: Wo es keinen Arzt gibt

Verpflegung

☒ ☐ **Lebensmittel** ➨ Instant-Nahrung und andere Langzeitlebensmittel bei:
a) Siehe Großanzeige auf Seite 187
b) Schultheis oder Cathay (von Vau De) ➨ in Trekking und Sportläden/-versand

Zusätzlich aus Reform- und Bioläden: Hafer oder Dinkelschnitten von Brot-König (Miesbach) oder Chufas-Müsli oder Kichererbsenkonzentrat (schwer erhältlich, evtl. selbermachen) oder Dosenbrot, Trockenfrüchte

7. Lebensmittel (Hausvorrat)

Folgende Auflistung ist ein Vorschlag zur bewährten Grundversorgung. Sie sollten dies um **„Ihre“** wichtigsten, bewährten und bekömmlichen Lebensmittel, die **„Sie“** gewohnt sind, ergänzen!

☒ ☐ **Wasser** (Volvic oder Quellwasser) ➨ siehe auch Kapitel Nr. 9 Geräte
☒ ☐ **Steinsalz/Meersalz/Kräutersalz** 10 - 20 kg ➨ in Blechdosen, unbedingt vor Feuchtigkeit schützen (kein Kochsalz)
☒ ☐ **Butter/Butterschmalz** ➨ Blecheimer
☒ ☐ **Öl** (Sonnenblumen, Oliven) / **Kokosfett** ➨ Haltbarkeit in Dosen bis 3 Jahre, ca. 20 Liter

- ☐ ☐ **Feigen** (Fettfrüchte) ➨ ca. 25 kg
- ☒ ☐ **Trockenfrüchte** (Dörrobst) ➨ ca. 25 kg
- ☒ ☐ **Kartoffelbrei** (Fertigprodukt) ➨ man kann nicht auf die Ernte warten, wenn die Zeit drängt
- ☒ ☐ **Kartoffeln** ➨ einlagern
- ☒ ☐ **Reis** (-Natur) ➨ 50 kg
- ☒ ☐ **Dinkel, (Weizen,) Gerste, Roggen, Hafer, Hirse** (ganze Körner) ➨ ca. 5 - 10 Zentner gesamt
- ☒ ☐ **Linsen, Bohnen, Erbsen** ➨ ca. 50 kg gesamt
- ☐ ☐ **Gries**
- ☒ ☐ **Leinsamen** ➨ ca. 5 kg
- ☒ ☐ **Dauerbrot, Knäckebrot** ➨ ca. 20 kg
- ☒ ☐ **Honig** (in Blechdosen!) statt Zucker ➨ ca. 25 kg (besser 50 kg)
- ☒ ☐ **(Obst-) Essig, Essigessenz** ➨ ca. 10 Liter
- ☒ ☐ **Konserven** (in Blechdosen) ➨ nach Bedarf
- ☒ ☐ **Sauerkraut** (in Blechdosen) ➨ ca. 30 kg
- ☒ ☐ **Chufas-Nüssli** (ca. 5 kg) ➨ Naturkostladen
- ☐ ☐ **Hibiscus** (Vitamin C) ➨ Saftextrakt 5 x 1 Liter
- ☒ ☐ **Sanddorn** (Vitamin C) ➨ Saftextrakt 5 x 1 Liter
- ☐ ☐ **Hagebutte** (Vitamin C) ➨ Saftextrakt 5 x 1 Liter
- ☒ ☐ **Mehl** (Vollkorn) fein gemahlen ➨ ca. 2 Zentner
- ☒ ☐ **Backferment**
- ☐ ☐ **Beutelsuppen** ➨ nach Bedarf
- ☒ ☐ **Brühwürfel** ➨ ca. 2 kg
- ☐ ☐ **Aufstrichpasten** (Tube, Dose) ➨ nach Bedarf
- ☒ ☐ **gefriergetrocknetes Salat- o. Suppengrün** ➨ ca. 5 kg
- ☒ ☐ **Spirulina** (Ergänzungsnahrung) Grünalge ➨ ca. 5 - 10 kg
- ☐ ☐ **Weizengras** (Pulver oder Samen ziehen)
- ☐ ☐ **Nüsse** (ganz) z. B. Haselnüsse ➨ halten sehr lange (ca. 20 kg)
- ☒ ☐ **Schwarze Zuckerrohrmelasse** ➨ ca. 10 kg, kräftigend (enthält viele Mineralstoffe und Spurenelemente)
- ☒ ☐ **Keimling Saatgut** ➨ Verschiedene
- ☐ ☐ **Gewürze**
- ☒ ☐ **Karotten** ➨ einlagern
- ☒ ☐ **Rote Rüben** ➨ einlagern
- ☒ ☐ **Äpfel** ➨ einlagern
- ☐ ☐ ____________________
- ☐ ☐ ____________________
- ☐ ☐ ____________________
- ☐ ☐ ____________________
- ☐ ☐ ____________________
- ☐ ☐ ____________________
- ☐ ☐ ____________________

8. Küchentechnik/Haushalt

Besorgen Sie sich für die unentbehrlichen Elektrogeräte Ersatz mit Handbetrieb. Besonders wichtig die Getreidemühle. Ein Keimgerät macht Getreide ohne kochen leichter verdaubar und spart Wasser. Auch gut zum Vorkeimen der Gartenaussaat.
Einweckgläser mit Klammern versehen und gegen Stoß schützen.

- ☒ ☐ **Getreidemühle/Quetsche** (Handbetrieb!) Stahlmahlwerk ➨ Reformhaus und Bioläden
- ☒ ☐ **Keimgerät(e)**
- ☐ ☐ **großer Kochtopf** ➨ ca. 30 l, sonst nach Bedarf
- ☐ ☐ **Butterfaß**
- ☐ ☐ **Tongefäße**
- ☐ ☐ **Papiersäcke**
- ☒ ☐ **Plastiksäcke,** verschiedene Größen
- ☐ ☐ **Blechdosen für Lebensmittel**
- ☐ ☐ **Gummihandschuhe**
- ☐ ☐ ____________________
- ☐ ☐ ____________________
- ☐ ☐ ____________________
- ☐ ☐ ____________________
- ☐ ☐ ____________________

9. Heizen/Kochen

- ☒ ☐ **Holz-/Kohle: Herd oder Ofen** ➨ bei Kohleherd andere Töpfe!
- ☒ ☐ **Öl-Ofen** (aus Ölvorrat betreiben, mit Handpumpe aus Tank)
- ☒ ☐ **Gas: Herd/Ofen** + Gasflaschen (2 Fl. à 35 Liter)
- ☒ ☐ **Campingkocher** (Spiritus oder Propangas) 10 Flaschen à 1 Liter
- ☒ ☐ **Kochkiste** ➨ Kiste, dick ausgekleidet mit Styropor, Öffnung für Topf; angekochtes Essen gart fertig ohne weitere Energie
- ☒ ☐ **Brennmaterial** ➨ Holz und Kohle
- ☒ ☐ **Zündhölzer und Feuerzeuge** ➨ billige Dutzendware reicht.
- ☒ ☐ **Brennholz** (ca. 10 Ster) **+ Kohle** (Brikett + Eier)
- ☒ ☐ **Kohleneimer und Ascheschaufel**
- ☐ ☐ ____________________
- ☐ ☐ ____________________
- ☐ ☐ ____________________
- ☐ ☐ ____________________
- ☐ ☐ ____________________

10. Geräte und Utensilien für Haus und Hof

- ⌧ ☐ **Kerzen** (ca. 100 St), **Streichhölzer** (Haushaltspack.) ➨ geweiht und gesegnet!
- ⌧ ☐ **Weihrauch oder Sandelholz** (Aromaöl) ➨ zum Entoden (geistige Reinigung für Mensch, Räume und Dinge)
- ☐ ☐ **Öl-/Petroleum-Lampen +** Brennstoff (Rapsöl)
- ⌧ ☐ **Taschenlampen und Dynamotaschenlampe** ➨ siehe Fluchtgepäck, Sure Fire
- ⌧ ☐ **Kofferradio** (Batteriebetrieb!) ➨ für wichtige Nachrichten
- ⌧ ☐ **Batterien**
- ⌧ ☐ **Feuerlöscher** ➨ mind. 1 Exemplar à 5 kg
- ⌧ ☐ **Klebebänder** (ca. 5 - 6 cm breit) ➨ u. a. zum Abdichten von Fenstern und Türen
- ☐ ☐ **Alufolie**
- ⌧ ☐ **dicke Plastikfolie** (Drahtgitter-Einlage?!) ➨ Fenster- o. Glasersatz (Baufolie)
- ⌧ ☐ **diverse Seile und Schnüre**
- ⌧ ☐ **Leim**
- ⌧ ☐ **Wasserkanister** ➨ 5 - 10 - 20 Liter (Polyäthylen-Weithalskanister)
- ⌧ ☐ **Handpumpe** (für z. B. Wasser, Öl) ➨ Hochwasser usw.
- ⌧ ☐ **Plastikeimer** (diverse, mit Deckel)
- ☐ ☐ **Notstromaggregat** (Diesel asynchron) (ca. 3000 Euro, Werkzeuggeschäfte)
- ⌧ ☐ **Große, schwarze Tücher oder große Pappe** ➨ Verhängen von Dachfenstern oder Fenstern ohne Rolladen!
- ⌧ ☐ **alternativ: schwarze Silofolie** ➨ preiswert im Landwirtschaftshandel
- ⌧ ☐ **Arbeitshandschuhe**
- ⌧ ☐ **Gummihandschuhe:** öl- und säurebeständig! ➨ Handwerkerbedarf, Gummi-Kunststoffartikel
- ⌧ ☐ **Dachpappe**
- ⌧ ☐ **Holzlatten und Bretter** (verschied. Längen und Breiten) Latten: B x T ca. 2 x 3 cm ➨ für mögliche Hilfsreparaturen in Haus oder Wohnung
- ⌧ ☐ **Wäschestampfer** ➨ Waschen ohne Strom! (Waschbär-Versand siehe Anhang C, Kap. III.1)
- ⌧ ☐ **Uhren** ➨ (mehrere, je nach Hausgröße) sowohl mechanisch wie auch batteriebetrieben

10.a. Werkzeug und Eisenwaren

- ⌧ ☐ **Hämmer** (groß und klein) **/ Fäustel**
- ⌧ ☐ **Hydraulikwagenheber** (3 Tonnen)
- ⌧ ☐ **Kombizangen** (groß und klein)
- ⌧ ☐ **Beißzange**
- ⌧ ☐ **Schraubendrehersatz**
- ⌧ ☐ **Schraubenschlüsselsatz**
- ⌧ ☐ **Handbohrmaschine und Bohrer**
- ⌧ ☐ **Fuchsschwanz**
- ⌧ ☐ **Bügelsäge**
- ⌧ ☐ **Meißel; Stemmbeitel** (spitz und flach)
- ⌧ ☐ **Brecheisen** (groß und klein)
- ⌧ ☐ **Beil und Axt**
- ⌧ ☐ **Schaufel, Pickel und Spaten**
- ⌧ ☐ **Blechschere und ein paar Bleche** (50 x 50) **und** (50 x 100)
- ⌧ ☐ **Schraubzwingen**
- ⌧ ☐ **Feilen und Raspeln**
- ⌧ ☐ **Hobel und Schleifpapier**
- ⌧ ☐ **Schubkarre**
- ⌧ ☐ **evtl. Schraubstock**
- ⌧ ☐ **Nägel** (verschiedene Größen und Stärken)
- ⌧ ☐ **Schrauben** (verschiedene Größen und Stärken) **/ Spax**
- ⌧ ☐ **Dübel**

10.b. Geräte zur Brandbekämpfung

- ⌧ ☐ **Kleinlöschgerät** (Kübelspritze)
- ⌧ ☐ **Rettungsleine**
- ⌧ ☐ **Einreißhaken oder Brechstange**
- ⌧ ☐ **Wassereimer** (mindestens 3)
- ⌧ ☐ **Löschdecke**

10.c. Gartenbau

Reichlich **Saatgut** bevorraten. Sehr wichtig!!! Dies ist die Grundvoraussetzung, um die Versorgung mit Lebensmitteln wieder zu gewährleisten. Weizen, Dinkel, (Mais), Kartoffeln, alle Salat und Gemüsesamen, vor allem Rote Rüben, Erbsen, Bohnen, Karotten, Kraut, Kohlrabi usw. Auf Aussaatzeiten achten (Mondkalender). Literatur beschaffen (siehe Anhang/Sämereien).
Wer viel mit der Hand arbeitet, steigert den Ertrag. Eigenes Saatgut heranziehen verschafft u. a. auch wieder ein besseres Verstehen der Natur.

Geräte:

- ⌧ ☐ **1-2 Spaten**
- ⌧ ☐ **1-2 Grabgabeln**
- ⌧ ☐ **verschiedene Hacken**
- ⌧ ☐ **Rechen**
- ⌧ ☐ **Grubber**
- ⌧ ☐ **Pflanzkelle**
- ⌧ ☐ **einige Eimer**
- ⌧ ☐ **Gießkannen**
- ⌧ ☐ **Regenwassertonnen**
- ⌧ ☐ **Anzuchtschalen mit Hauben für Vorkultur im Frühjahr** (Balkan)
- ⌧ ☐ **2 Eimer Humus mit feinem Torfmull gemischt im Winter im Keller einlagern** (für Anzucht im Frühjahr)

11. Säuglinge, Kleinkinder

- ⌧ ☐ **Umhängeetikette mit Name, Vorname, Geburtsdatum, Anschrift, Elternname** ➡ SOS-Kapsel (Rot-Kreuz/Apotheke)
- ⌧ ☐ **(Wegwerf-) Windeln für mind. 8 Wochen** ➡ Entsorgungsfrage, wenn gewaschen werden kann, sind normale Windeln besser
- ⌧ ☐ **Säuglingspflegeartikel**
- ⌧ ☐ **Persönliches Spielzeug** ➡ Lieblingsspielzeug, Kuscheltier
- ⌧ ☐ **Medizinische Vorsorge** ➡ siehe Kap. 1 Heilmittel und Literaturhinweise im Anhang
- ⌧ ☐ **Säuglingsnahrung** ➡ nur spezielles, was in der Lebensmittelliste nicht enthalten ist
- ☐ ☐ ____________________
- ☐ ☐ ____________________
- ☐ ☐ ____________________

12. Tiere

Was Ihre Haus- bzw. Nutztiere betrifft, wird von Hinweisen abgesehen, da die Bandbreite der zu beachtenden Dinge den Rahmen sprengen würde. Erkundigen Sie sich aber bitte genau, was Sie für Ihr(e) Tier(e) bezüglich Vorräten für ein halbes Jahr und eventueller medizinischer Versorgung beachten müssen.

Für Hund und Pferd finden Sie Notmaßnahmen in dem Buch *»Wie helfe ich mir draußen«* (siehe Literaturhinweise). Die Tiere brauchen in dieser Zeit sehr die Nähe und Hilfe der Menschen.

13. Sonstiges

- ☒ ☐ **Spielzeug für Kinder** (Bücher, Malsachen, Stofftiere etc.)
- ☒ ☐ **Bücher zum Ausgleich** (aufmunternde, lustige, besinnliche)
- ☐ ☐ **Spiele** (Karten, Brettspiele)
- ☐ ☐ ____________________
- ☐ ☐ ____________________
- ☐ ☐ ____________________
- ☐ ☐ ____________________

14. Schutzraumausstattung

Was Sie unbedingt in einem (behelfsmäßigen) Schutzraum haben sollten. Dazu gehören selbstverständlich auch Teile aus den vorangegangenen Rubriken, wie **medizinische Ausrüstung, Sanitärtechnik, Fluchtgepäck, Lebensmittel-** und **Wasserbevorratung.**

- ☒ ☐ **Vorräte, Wasser**
- ☒ ☐ **Spiritus-Kocher oder Benzinkocher** mit Coleman-Benzinersatz (atemfreundlich) ➨ erhältlich im Camping-Geschäft
- ☒ ☐ **medizinische Versorgung**
- ☒ ☐ **WC-System:** Trocken-WC oder Camping-WC und Chlorkalk
- ☒ ☐ **Toilettenpapier**
- ☒ ☐ **Torfmull + Chlorkalk** (50 kg) ➨ wegen Geruch und Desinfektion
- ☒ ☐ **Plastikeimer** 15 - 20 St. ➨ mit Deckel (mind. 30 Liter Fassungsvermögen als Stubenabort)
- ☒ ☐ **Vorhang oder provisorische Kabine** für WC-Abtrennung
- ☒ ☐ **Matratzen, Decken, Schlafsäcke**
- ☒ ☐ **Notlicht:** Taschenlampen, Kerzen, Streichhölzer, Petroleumlampe o. ä. ➨ Batterieleuchte ist besser, da Kerzen und P.-Lampen Sauerstoff verbrauchen
- ☒ ☐ **Radio, Batterien** *besser* **Radio mit Solar- und Dynamobetrieb** (Fa. Innova und Fa. Reichl siehe Anhang)
- ☒ ☐ **Bücher, Spiele**
- ☒ ☐ **Werkzeug** ➨ Schaufeln, Spitzhacke, Brechstange (gr. und kl.), Hammer und Feustel, Meißel (spitz und flach), Vorschlaghammer, Axt (gr. und kl.), Sägen (Holz und Metall), Schneidezange, Greifzange (gr. und kl.), Bergetuch, Spaten und Klapspaten, Klauenbeil
- ☒ ☐ **Feuerlöscher** ➨ Nicht im Schutzraum einsetzen, entzieht Sauerstoff! (Wasserhandspritze)
- ☒ ☐ **Sagrotan**

- ⌧ ☐ **Papiertücher**
- ⌧ ☐ **Einweghandschuhe**
- ⌧ ☐ **feste Müllsäcke** (ca. 50 St.) ➨ diverse Größen
- ⌧ ☐ **Gasmasken** ➨ Kosten: neu ca. 100 Euro, gebraucht ca. 30 Euro in Militär-Läden mit Armeebeständen (Vorsicht vor defekter Ware!)
- ⌧ ☐ **Filter für Gasmasken** (ABC-Kombifilter und Rauchgasfilter)
- ⌧ ☐ **Spiele**
- ⌧ ☐ **Bücher**
- ☐ ☐ ______________________
- ☐ ☐ ______________________
- ☐ ☐ ______________________
- ☐ ☐ ______________________
- ☐ ☐ ______________________
- ☐ ☐ ______________________
- ☐ ☐ ______________________

15. Auto

- ⌧ ☐ **Ersatzschlüssel**
- ⌧ ☐ **Ersatzbatterie** (ungefüllt) ➨ Wird durch einschütten des Batteriewassers aktiviert. (Wartezeit beachten laut Gebrauchsanweisung)
- ⌧ ☐ **Zündspule**
- ⌧ ☐ **Zündkerzen**
- ⌧ ☐ **Benzin /Diesel** (Reserve) ➨ mindestens 5 Kanister à 20 l; nicht im Haus lagern (Brandgefahr)
- ⌧ ☐ **Öl** ➨ 2 x 5 Liter Kanister
- ⌧ ☐ **Ölfilter**
- ⌧ ☐ **Ersatzschläuche**
- ⌧ ☐ **Ersatzbirnen**
- ⌧ ☐ **Reserveschlüssel**
- ⌧ ☐ **Dachgepäckträger + Befestigungsmaterial**
- ⌧ ☐ **Ersatzreifen** (mind. 2 St.) ➨ schon auf Ersatzfelgen vormontiert
- ⌧ ☐ **Hand- o. Fußluftpumpe** ➨ Anschluß für Auto oder Fahrradventil
- ⌧ ☐ **Fahrradträger**
- ⌧ ☐ **Autokarten** (Generalkarten 1:25000 max 1:200000)
- ☐ ☐ ______________________
- ☐ ☐ ______________________
- ☐ ☐ ______________________
- ☐ ☐ ______________________
- ☐ ☐ ______________________

16. Fahrrad

Es gibt wohl keine Alternative zum Fahrrad, um in schwierigen Zeiten die Mobilität einigermaßen aufrechtzuerhalten. Falls Sie schon ein Fahrrad haben, so lassen Sie es unbedingt technisch überholen. Defekte die jetzt behoben werden sparen später enorm Zeit und Nerven.

Wenn Sie ein Fahrrad kaufen, so achten Sie bitte auf folgende Details:

- ✏ Keine auffallende Farbe!
- ✏ Kein Billig-Fahrrad (nicht unter ca. 500 Euro)
- ✏ Stabile Gesamtausstattung → ideal das Mountain-Bike! (Achten Sie aber darauf, daß das Mountain Bike eine bequeme Sitzposition ermöglichen muß, d. h. daß Sie soweit aufrecht sitzen können, damit nicht das ganze Gewicht des Oberkörpers auf den Handgelenken liegt. Fragen Sie nach einer gemäßigten Rahmen-Geometrie für Straße, Feld, Wald und Wiese.)
- ✏ Mountain-Bikes sind mit 26-er Reifen und Felgen ausgestattet (kleinerer Durchmesser als 28-er Reifen) die eine bessere Stabilität aufweisen, als die 28-er Größe.
- ✏ Die Felgen sollten Doppelhohlkammerfelgen sein, ausgestattet mit verstärkten Speichen und möglichst von Hand eingespeicht bzw. nachkontrolliert. (nach ca. 100 km einmal nachziehen lassen.)
- ✏ Die Radlager (Naben), das Tretlager, die Schaltung und die Bremsen sollten mindestens den Qualitätsstandard der Schimano-LX-Ausstattung haben.

☒ ☐ **Werkzeug-Grundausstattung**
☒ ☐ **Reifen** (Ersatz)
☒ ☐ **Schläuche** (Ersatz)
☒ ☐ **Kette** (Ersatz)
☒ ☐ **Bremsseile** (Ersatz)
☒ ☐ **Ventile** (Ersatz)
☒ ☐ **Glühbirnen** (Ersatz)
☒ ☐ **Luftpumpe** ➨ mit 2 Anschlüssen für mehrere Ventilarten (s. Auto)
☒ ☐ **Flickmaterial + passendes Werkzeug** (Reifenheber)
☒ ☐ **Gepäckträger + Befestigungsriemen**
☒ ☐ **Fahrradtaschen** (wasserdicht)
☒ ☐ **Fahrrad-Anhänger**
☒ ☐ **Regenkleidung** (Jacke + Hose) oder Fahrradponcho ➨ Sie können auch die wasserdichte Wanderkleidung verwenden
☒ ☐ **Kettenwerkzeug für Montage**
☐ ☐ ____________________
☐ ☐ ____________________
☐ ☐ ____________________

17. Waren zum Tauschhandel

Tauschhandel war in schwierigen Zeiten immer wichtig für den Neubeginn und milderte die ärgsten Versorgungsengpässe. Worauf ist bei den Tauschwaren zu achten?

1) Verbrauchsgüter (Hygiene, alltäglicher Bedarf)
2) Alles was nur schwer in Heimarbeit hergestellt werden kann.
3) Lange Haltbarkeit
4) Gute Qualität
5) Ware sollte in kleine Mengen aufteilbar sein.

Beispiele dazu:
Spül- und Waschmittel, Alkohol, Zahnbürsten, Rasierklingen, Toilettenpapier, Tampons für Frauen, Alu-Folie, Schreibpapier, Bleistifte, Kugelschreiber, Schnürsenkel, Bindfaden, Strick, Kabel, Schläuche, Angelschnur und Haken, Insektenmittel jeder Art, Rattengift und Fallen, Imprägniermittel für Kleidung, Farbe, Lack, Pinsel, Streichhölzer, Feuerzeuge, Uhren (keine Quarzuhren, sie brauchen Batterien und gehen durch NEMP = Nuklearer Elektromagnetischer Puls kaputt), Klebebänder (verschiedene Größen und Festigkeiten), Taschenlampen, Batterien, Ersatzbirnen, Nähnadeln, Faden, Knöpfe, Reißverschlüsse, Haken und Ösen, Sicherheitsnadeln, Stoffe (feste Baumwolle, Wollstoffe), Medikamente in Original-Verpackung, Saatgut, Getreide, Zucker, Sonnenschutz, Dosenöffner, Messer, Scheren, Einmach-Artikel, Schuhe, Socken, Stiefel, Decken, Schlafsäcke, Ponchos, Treibstoffe aller Art, Motoröl, Draht, Leim, Kleber, Nägel, Schrauben, Muttern, Werkzeug, Gartengeräte

18. Persönliche Ergänzungen

☐ ☐ ______________________________
☐ ☐ ______________________________
☐ ☐ ______________________________
☐ ☐ ______________________________
☐ ☐ ______________________________
☐ ☐ ______________________________
☐ ☐ ______________________________
☐ ☐ ______________________________
☐ ☐ ______________________________
☐ ☐ ______________________________
☐ ☐ ______________________________
☐ ☐ ______________________________

C. Anhang

I.) Allgemeine Richtlinien für Ihre gesunde Ernährung

Liebe Leserinnen und Leser,

es wird sehr wahrscheinlich völlig unterschätzt, wie wichtig eine weitgehend gesunde Ernährung **im Vorfeld** einer möglichen Krise ist. Die Folgen unbewußter, falscher Ernährung sind selbst in sogenannten normalen Zeiten ein immer stärker zu Buche schlagender Faktor, der unsere Lebensqualität, d.h. körperliche und geistige Beweglichkeit und Frische immer mehr beeinträchtigt.
Selbst die Vereinten Nationen schlagen längst Alarm, was die degenerativen Prozesse - besonders Übergewicht bei Kindern - betrifft.
Solange wir uns noch einer weitgehend stabilen Versorgung und Infrastruktur bedienen können, sollten wir die Chance wahrnehmen, dem Körper und damit auch unserer geistigen Beweglichkeit Erleichterung zu verschaffen. So verbessern sich unsere Widerstandskraft und unsere Reserven. Es steht wohl außer Frage, daß das was unsere gesundheitliche Situation jetzt verbessert, uns in schwierigen Zeiten nur nutzen kann.
Die wichtigsten Erkenntnisse aus der Ernährungsforschung und langjähriger Erfahrung von Naturheilkundlern, sind nun in die folgende, äußerst komprimierte Kurzdarstellung eingeflossen. Auf Erklärungen wurde weitgehend verzichtet, das würde den Rahmen sprengen.
Wenn Sie Zeit und Interesse haben, ist es natürlich sehr zu begrüßen, sich mit der Ernährung und dem „Warum" näher zu befassen. *(siehe auch Literaturempfehlungen im Anhang)*

Jedem Konsumenten müßte nach den Lebensmittelskandalen der letzten Monate und Jahre klar sein, daß die Nahrungsmittel- und Pharma-Industrie nicht menschengerecht produziert, sondern maschinen- und herstellungsgerecht. Wenn von Lebensmitteln die Rede ist, so sind damit Mittel zum Leben gemeint. Schauen wir doch auf die unglaubliche Weisheit unserer Sprache. Das was wir essen, sollte „Mittler" für das Leben sein, damit unsere Zellen, unser ganzer Organismus und auch unsere nichtstofflichen Energiekörper (z.B.: Ätherleib) aus „lebendigen" Substanzen Kraft ziehen können. Wie lebensspendend Obst, Salat, Wasser etc. ist, hängt von diversen Faktoren ab, die sich qualitativ daran messen lassen, wie viel und wie lange Sonnenlicht, z. B. in Gemüse, gespeichert werden kann. Der Nachweis ist u.a. durch die Bio-Photonen-Technik von

Prof. Popp längst erbracht, daß frische Ware, naturgerecht angebaut und behandelt, der üblichen, industriell verarbeiteten Nahrung haushoch überlegen ist. So wichtig die Frage nach dem Anbau u. der Verarbeitung ist, so wenig wird denn immer noch nach dem „Was" und „Wieviel" gefragt. Ein Mensch ist ein so hochkomplexes Wesen, nicht nur was seine geistig/seelische Einmaligkeit angeht, sondern eben auch was den Stoffwechsel und die Verträglichkeit von Lebensmitteln betrifft. (...eine Möglichkeit sich dieser Thematik zu nähern bietet die Ernährung nach den 4 Blutgruppen → siehe Literaturhinweise Gesundheit)
Darüberhinaus gibt es dennoch einen groben Rahmen allgemeingültiger Richtlinien, der für die Spezies Mensch eben gesundheitsförderlich und erhaltend ist. Und los geht's...

Möglichst wenig tierisches Eiweiß
Ein relativ gesunder Mensch verkraftet es, pro Woche bis 5 Portionen tierisches Eiweiß zu verarbeiten (eine Portion = eine Scheibe Fischfilet *oder* 100 g Quark *oder* ein kleiner Becher Joghurt o.ä.)
Zu bevorzugen sind Fisch und gesäuerte Milchprodukte aus Ziegenmilch. Kuhmilch und Kuhmilchprodukte sind möglichst zu vermeiden. Falls Sie tierisches Eiweiß zu sich nehmen, ist es dringend erforderlich, einmal im Jahr ca. 3 Wochen völlig darauf zu verzichten, um den Organismus davon zu entlasten.
Ihren Eiweißbedarf decken Sie bitte aus pflanzlichem Eiweiß.
Frauen, die besorgt sind wegen eventueller Osteoporose, möchte ich darauf hinweisen, daß diese Erkrankung umso häufiger in einer Gesellschaft auftritt, je höher dort der Verbrauch an tierischem Eiweiß ist. Zur Vermeidung von Osteoporose ist es erforderlich, sich jeden Tag im Tageslicht zu bewegen, regelmäßig Gymnastik zu treiben und darauf zu achten, reichlich Nahrungsmittel mit pflanzlichem Eiweiß zu essen (z. B. Nüsse, Sojaprodukte).

Möglichst wenig Brot
Gebackenes Getreide verschleimt den Organismus. Deshalb essen Sie Getreide möglichst nur in Form von **Müsli, Grütze** oder **Brei.**
Sollte es Ihnen sehr schwerfallen, ganz auf Brot zu verzichten, dann wählen Sie die Brotsorten in folgender Reihenfolge: Fladen- oder Knäkkebrot **ohne** Backtriebmittel gebacken, Brot nur mit **Sauerteig** oder **Backferment.** Am ungünstigsten ist es, mit Hefe gebackenes Brot zu essen.
Wenn Sie regelmäßig Brot zu sich nehmen, ist dringend empfohlen, Ihren Darm regelmäßig zu reinigen *(Anleitung siehe Kapitel I.3 Darmsanierung/Reinigung).*

An dieser Stelle sei erwähnt, daß das am besten handhabbare Gerät für die Reinigung des Darms eine Klyso-Pumpe von der Fa. Genius ist (ca. 20,- Euro). Zu erhalten entweder in Apotheken oder bei Fa. Genius selbst, Adresse: Postfach 470112, 48075 Münster-Wolbeck, Tel.: 02506/2419.

Reichlich Gemüse, Salat und Obst
Ca. 70 % Ihrer Nahrung sollten Sie aus diesem Bereich wählen. Der Anteil an Gemüse sollte am größten sein, Obst bitte in geringerem Umfang essen. Blattsalate bitte **nicht abends** essen (nicht nach 16.00 Uhr), sie bilden im Organismus über Nacht Fuselalkohole.
Wählen Sie bevorzugt die Gemüse, Salate und Obstsorten der Jahreszeit, die in unserer Gegend wachsen und durch Lagerung und Trocknung über den Winter gebracht werden.
Versuchen Sie, biologisch gezogenes Obst und Gemüse zu erhalten.

Nüsse, Samen und Keimlinge
Nüsse, Samen und Keimlinge essen Sie nach Verträglichkeit.

Kräuter als Gewürz
Vermeiden Sie Kochsalz! Wenn Sie reichlich Gemüse essen, nehmen Sie ausreichend natürliches Salz zu sich. Würzen Sie mit den Kräutern, die Sie vertragen und ebenso mit anderen Gewürzen wie Muskatnuß, Zimt usw. Wenn Sie Salz benutzen, dann bitte nur unraffiniertes Salz, also Steinsalz, besser Kristallsalz und unbedingt ohne Jod. (Jod-Info siehe Buchliste Seite 170)

Frisch gepreßter Gemüse- und Obstsaft
Kaufen Sie sich einen Entsafter und benutzen Sie ihn auch. Jeden Tag sollten Sie mindestens ein großes Glas Gemüse/Obstsaft, frisch gepreßt, zu sich nehmen. Sollten Sie unter Übergewicht leiden, ersetzen Sie regelmäßig das Abendessen durch ein Glas frisch gepreßten Saft.

Kräutertee, Wasser und Säfte als Getränke
Wenn Sie Durst haben, trinken Sie Kräutertees, die Sie vertragen, stilles Wasser oder Obstsäfte. Gelegentlich bei Kreislaufproblemen trinken Sie schwarzen Tee bei Verträglichkeit, ansonsten nur Matetee oder ebenfalls gelegentlich grünen Tee.
Vermeiden Sie es, Kaffee zu trinken. Alkohol sollte die Ausnahme bleiben und möglichst gar nicht getrunken werden.
Alternative: Getreidekaffee
Schauen Sie sich bitte nach einer Quelle in Ihrer Umgebung um, wo Menschen schon seit Jahren (alternativ) ihr Trinkwasser selbst zapfen. Bitte in Glasbehälter abfüllen.

Honig als Süßmittel
Vermeiden Sie alle konzentrierten Süßungsmittel wie Zucker aus Rüben oder Zuckerrohr. Verwenden Sie zum Süßen nur Honig. Falls Sie Diabetiker sind, dann bitte nicht.

Regeln der Trennkost beachten
Falls Sie einen empfindlichen Organismus haben, halten Sie sich an die Regel der Trennkost. Sie erleichtern damit Ihrem Verdauungstrakt die Arbeit. Hauptregel der Trennkost: Essen Sie nicht Eiweiß und Kohlehydrate gemeinsam. *(Literatur im Buchhandel)*

Wenig Fett
Als Fett verwenden Sie bitte nur **wenig** kaltgepreßtes Pflanzenöl.

Zusammenfassung dessen, was Sie meiden sollten:
Zuviel tierisches Eiweiß, regelmäßig Brot, Zucker (z. B.: Schokolade, Kuchen), Kochsalz, Kaffee, Alkohol.

Achtung: In vielen Konserven wird Kochsalz zur Konservierung verwendet, oft in Verbindung mit Jod. Möglichst meiden!

Gute Erfahrungen machen auch die Menschen, die zum Essen nichts trinken. Ebenso 1/2 Stunde vorher und bis 1 Stunde danach auch nicht, da die Magensäure zu sehr verdünnt wird (Geringere Verdauungskraft).

Abendessen
Menschen, die ihr Übergewicht erfolgreich in den Griff bekamen, führen ihren Erfolg auch darauf zurück, daß sie nach 18.00 Uhr nichts mehr gegessen haben. Die letzte Mahlzeit sollte aus leichter Kost bestehen und nicht als Schlemmerei ausfallen. Auch Menschen, denen spätes Essen scheinbar noch nicht schadet, sind mit diesem Vorschlag gut beraten, da sich der persönliche Stoffwechsel auf Dauer eher stabilisiert.

Eine Ernährungsumstellung nach diesen Richtlinien oder eine Ernährung nach für Sie als optimal getesteten Nahrungsmitteln fällt nicht leicht und das Einhalten der Regeln gelingt nicht immer. Dann haben Sie Geduld mit sich und trösten Sie sich mit dem Gedanken, daß es immer noch besser ist, die richtige Ernährung vielleicht 80 % einzuhalten als überhaupt nicht. Wenn es Ihnen gelingt, nach der richtigen Ernährung zu leben, dann werden Sie im Laufe der Zeit merken, daß Sie sich gesünder und leistungsfähiger fühlen, weniger müde und abgespannt sind. Für dieses Ziel lohnt es sich, richtig zu essen.

I.1.) Darmsanierung und Fasten

Wohl eine der ältesten und natürlichsten Möglichkeiten, den Körper bei der Regenerierung zu unterstützen und seine Selbstheilungskräfte zu wecken, ist die Darmreinigung und das Fasten.
Fasten heißt für eine gewisse Zeit „Verzichten", was in einer Überfluß- und Konsumgesellschaft gar nicht so leicht ist.
Warum nun ist Fasten – also Verzichten – und Darmreinigung so wichtig?
Was sonst Bücher füllt kann hier nur in Kurzform dargestellt werden. Die Aufrechterhaltung unseres Immunsystems wird bzw. soll zu ca. 80 % vom Darm geleistet werden. Wenn die Verdauung nicht stimmt, ist die Leistung der Immunabwehr herabgesetzt. Die unterschiedlichsten Ernährungsfehler haben sich über Jahre in Form von Schlacken und Kotsteinen an der Darmwand angelegt und behindern die Darmtätigkeit und damit auch die Immunabwehr. Die Austauschfunktion des Darmes kann man in etwa mit der Atmung vergleichen. Probieren Sie nun einmal, durch ein paar dicke Tücher oder ein kleines Kissen zu atmen, dann ahnen Sie, was der Darm unter dem Schlackenteppich leisten muß. Die dort festsitzenden Giftstoffe führen zusätzlich zu einer ständigen Rückvergiftung. Hier wird der Ausspruch „Der Tod sitzt (bzw. lauert) im Darm" nur zu verständlich.
Fastenprofis legen 1x in der Woche einen Obsttag ein oder essen an dem Tag gar nichts, nur trinken. Vorbeugende Einläufe alle 2 - 4 Wochen werden ebenso praktiziert. Wenn keine Nahrung zugeführt wird, hat der Darm in dieser Ruhepause Zeit, etwas durchzufegen.
Ist es nicht seltsam, daß wir uns Zeit nehmen, die Dinge zu reinigen und zu pflegen, die wir benutzen, z. B. Töpfe, Schuhe, Wohnung usw., und der Darm soll unentwegt parat sein. Das ist, als ob Sie in einem Topf ohne Zwischenreinigung ein Gericht nach dem anderen zubereiten. Die Essenskrusten werden immer dicker, bis kaum mehr etwas in den Topf paßt. Ein „schöner" Mischmasch. Die Gesamtoberfläche des Darms würde im ausgebreiteten Zustand der Fläche eines Fußballfeldes entsprechen. Hier wird nun eher verständlich, daß sich bei einer Darmreinigung Schlackenstoffe im Kilobereich lösen können.
Von diesem Schlackenbalast befreit beginnt nun der Körper, beim Fasten die Giftstoffdepots und Ablagerungen im ganzen Organismus aufzulösen. Dies kann die Entgiftungstätigkeit von Lymphe, Leber und Niere überfordern. Deswegen ist es ratsam, vor dem Fastenbeginn und der Darmreinigung eine naturheilkundliche bzw. homöopath. Entgiftung vorzunehmen und die Entgiftungsorgane zu stärken.

Bedenken Sie bitte, daß erzwungenes Fasten z. B. durch Krankheit oder durch Nahrungsengpässe (Hungerzeiten) recht ungelegen kommen kann und in schwierigen Zeiten dann oft unterstützende Menschen und Möglichkeiten rar sind.

Erlerntes Fasten ist leichter als erzwungenes Hungern!

Hier nun eine kurze Darstellung der Vorgehensweise; ausführliche Informationen, speziell über das Fasten, finden Sie u. a. in den empfohlenen Büchern unter den Literaturhinweisen. Eventuelle Einwendungen oder Bedenken gegen eine Fastenkur mit dem Arzt oder Heilpraktiker klären.
Diese Anleitung gilt nur für den Notfall. Sonst nur unter fachlicher Obhut oder (natur-)ärztlicher Aufsicht handeln.

I.2. Fastenkur

- Art der Fastenkur (z. B. Saftfasten, Mayr-Kur*) und Fastendauer festlegen (Anfänger ca. 1 Woche). Ein paar Wochen vorher schon 1x in der Woche einen Fast- oder Obsttag einlegen.
  (Die Mayr-Kur sollte nur unter ärztlicher Aufsicht durchgeführt werden.)*
- Vor Fastenbeginn 1 - 2 Obsttage einlegen (soweit Obst vorhanden, sonst weniger essen und viel trinken)
- Wenn Sie fasten wollen, beginnt die Fastenzeit mit dem 1. Tag der Darmreinigung.
- Das Fastenbrechen (langsames gewöhnen an feste Nahrung) bitte in die Gesamtfastenzeit einrechnen.
  Beispiel: Fastendauer 1 Woche + Fastenbrechen 3 - 4 Tage = Gesamtaufwand ca. 10 Tage
- Mineralstoffversorgung individuell mit Arzt oder Heilpraktiker besprechen oder den spezifischen Fastenanleitungen, je nach Fastenart (z. B. Saftfasten) folgen → siehe Fastenbücher Literaturhinweis.

I.3. Darmsanierung-/reinigung

Wann: Bei Eß- und Verdauungsstörungen, Nahrungsumstellung, nach Antibiotika, nach Chemotherapie, nach Operationen

Darmreinigung:

mit Ozovit (Magnesiumperoxid)
Einnahme: nach Dosierungsanleitung
Dauer: 1 Woche

(Ozovit löst auch Verklebungen von Schlacken an der Darmwand auf.)

- ✏ Abwarten bis die erste Entleerung erfolgt, erst dann mit den Einläufen beginnen.
- ✏ Zusätzlich nehmen:

1) **Kaffee-Kohle** (entgiftungs- und entzündungshemmend)
Beginn: Ab 3. Tag
Dauer: Solange Ozovit genommen wird.
Menge: 3 x täglich 1 Teelöffel / oder Dosierhinweis.

2) Heilerde ab dem 3. Tag der Ozoviteinnahme.
Menge: 3 x täglich 1 Teelöffel

Einläufe:

Sehr bewährt hat sich die Darmwaschung (Hydro-Colon-Therapie), welche allerdings nur beim Arzt oder Heilpraktiker vorgenommen werden kann.

Wo dies nicht nötig ist, macht man die Einläufe zu Hause, mit dem Klysomatic (Einlaufpumpschlauch) ca. 20 Euro.

Klyso-Pumpe ist erhältlich: a) Apotheken
b) Firma Genius, Postfach 470112
48075 Münster-Wolbeck, Tel 02506/2419

Einlaufserie:

1. Tag: 3 - 4 Einläufe (bei fiebrigen Erkrankungen auch 5 - 6 Einläufe)
2. - 4. Tag: 1 bis 2 Einläufe, je nachdem, ob noch Stuhlreste entleert werden.
Die Einläufe maximal 1 Woche lang vornehmen.

Die Flüssigkeitsmenge bei Einläufen

✏ Säuglinge	ca. 0,1 - 0,25 l	
✏ Kinder	ca. 0,25 - 0,5 l	langsam einpumpen
✏ Erwachsene	ca. 0,5 - 1 l	

Dies sind ca. Werte. Der Darm reagiert bei zuviel Wasser meist sofort mit dem ablassen des Darminhaltes.

Wassertemperatur:

- ✏ Mindestens Körpertemperatur, besser 39 - 40 °C, aber nicht höher!
- ✏ Bei höherem Fieber (ab 40 °C) nehmen Sie zwecks Fiebersenkung lauwarmes Wasser (20 - 25 °C).

Beigaben:
evtl. ein paar Tropfen Teebaumöl. Sie können zwischendurch auch mit Kamillentee einen Einlauf machen.

Symbioselenkung (Regenerierung der Darmflora):
Beginn erst nach Absetzung der Darmreinigung und der Einläufe.

Erwachsene und Kinder beginnen immer mit Pro-Symbioflor – außer bei akuten Krankheitsfall, dann gleich Hylak geben. (Hylak forte: bei akuter Behandlung nach Antibiotika, Chemotherapie, Operation). Wegen des Antibiotikas kann zusätzlich noch Perenterol gegeben werden.
Nach dem Absetzen von Ozovit parallel zu Hylak wird Markalakt (Milchzucker) 1 Woche lang genommen zum Darmfloraaufbau. Dosierung nach Packungsbeilage.
Heilerde insgesamt ca. 2 Wochen einnehmen.
Dann sporadisch 1 - 2 mal/Woche solange Hylak genommen wird. Ebenso Kaffee-Kohle 1 mal/Woche während der Hylakeinnahme.

Beginn:

Erwachsene: Pro Symbioflor:	mit 3 x tgl. 1 Tropfen beginnen
und Kinder	Steigerung jeden Tag um jeweils 1 Tropfen
	(also 3 x tgl. 2 Tr., 3 x tgl. 3 Tr. usw.)
	bis auf **15 Tr.** (max. 30 Tropfen (3 x tgl.))

danach:

Erwachsene: Hylak (forte)/V:	3 x tgl. 15 Tropfen zu Beginn
und Kinder	Steigerung tgl. 1 Tropfen mehr bis auf
ab 7 Jahre	3 x tgl. 40 Tropfen

Nach erreichen von 15 Tropfen aufhören und dann Hylak geben. Nach Besserung der Beschwerden, kann die Dosis halbiert werden; nach ca. 1 Woche dann ganz absetzen.

Kinder:	Mit soviel Tropfen beginnen,
bis 7 Jahre	wie das Kind alt ist.
	Ansonsten wie oben.

Während der Darmsanierung
✏ Bitte nur Bio-Zahncreme (Reformhaus) verwenden.
✏ Zitrusfrüchte, Zucker, tierisches Eiweiß weglassen!
✏ Keine Milchprodukte.
✏ Wenn Perenterol gegeben wird, Essig weglassen
✏ Hylak forte nicht geben, bei Allergie auf Coli-Bakterien.

II. Adressen

II.1. Vom Rucksack bis zur Campingtoilette

Deutschland

Globetrotter-Ausrüstung
Wilsdruffer Straße 3
Ecke Pirnaischer Platz
01067 Dresden
Tel.: 0351-4952116
Fax: 0351-4961089

LAUCHE & MAAS
Karl Liebknecht Strasse 11
07749 **JENA**
Telefon: 03641/443935
Fax: 03641/489664
KEIN VERSAND aus Jena!

Globetrotter-Ausrüstung
Bundesallee 88
12161 Berlin
Tel.: 030-8508920
Fax: 030-8511169

Expeditions Kiste
Rothenbaumchaussee 55
20148 Hamburg
Tel.: 040-4500581
Fax: 040-4504092

Globetrotter-Ausrüstung
Bargkoppelstieg 12
22145 Hamburg
Tel.: 040-291223
Fax: 040-2992380

AMR
Aktiv-Mobil-Reisen
Partner für Globetrotter
Kastanienallee 2
21337 Lüneburg
Tel.: 04131/81221
Fax: 04131/81271

Globetrotter Ausrüstung
Denart + Lechhart GmbH
Bergkoppelstieg 12
22145 Hamburg
Tel.: 040/67966179
Fax: 040/67966186

Räer (Ladengeschäft)
Marienstraße 58
30171 Hannover
Tel.: 0511/816359

H. Räer GmbH, Ausrüstungen
Altes Dorf 18 - 20
oder Postfach 101045
31110 Hildesheim
Tel.: 05121/57944
Fax: 05121/511581
(Hat Militärartikel, u. a. auch
Lastensättel für Pferde oder Mulis)

Sack & Pack
Brunnenstr. 1+6
40223 Düsseldorf-Bilk
Tel.: 0211-341742
Fax: 0211-331406

Pegasos
Eiland 8
42651 Solingen
Tel.: 02121-202940
Fax: 02121-16548

Watzmann Laden
Kasinostrasse 13-15
47051 Duisburg
Tel.: 0203-285280

Sack & Pack
Alte Linner Straße 79
47799 Krefeld
Tel.: 02151-66602
Fax: 02151-615820

Eduard Kettner
(Jagd-Bekleidung und Ausrüstung)
50602 Köln (Zentrale)
Tel.: 0221/5965-3 oder 5965-4
Fax: 0221/5965-275
(19 Filialen in Deutschland, 5 in Österreich)

Trans Globe
Ausrüstungsberater
Alexianergraben 47
52062 Aachen
Tel.: 0241-402459
Fax: 0241-30775

Steppenwolf
Oxfordstraße 4
53111 Bonn
Tel.: 0228-658071
Fax: 0228-658073

Traveller Shop
Spandauer Straße 32
57072 Siegen
Tel.: 0271-337180
Fax: 0271-3371824

Alljagd Versand GmbH
Postfach 1145
59521 Lippstadt
Tel.: 02941/59055
Fax: 02941/3428
(Fachhändler in ganz Deutschland sind angeschlossen)
Katalogschutzgebühr 3,00 Euro
z. B.: Waffen-Krausser
Orleansstr. 31, 48149 München
Tel.: 089/4480707
Fax: 089/483201

Volker Lapp
Expeditionsservice
Sophie Knoth Str. 45
63607 Wächtersbach/Wittgenborn
Tel.: 06053-5250
Fax: 06053-1662

Kleine Fluchten
Magdalenenstr. 3
64289 Darmstadt
Tel.: 06151-717289
Fax: 06151-719210

ergo
Adelheidstraße 20
65185 Wiesbaden
Tel.: 0611-309500
Fax: 0611-371324

Travel Center
Bernd Woick GmbH
Postfach 134301
(Plieningerstr. 21)
70774 Filderstadt
Tel.: 0711/709 67 00

Därr
Theresienstrasse 66
80333 München
Postfach 340 146 - 80098 München
Telefon 089/282032
089/282033
Fax: 089/282025
Internet: http://www.daerr.de
e-mail: service@daerr.de

LAUCHE & MAAS
Alte Alle 28
81245 **München**/Pasing
Laden-Tel: 089/880505
Versand-Tel.: 089/8206677
Fax: 089/831288
Internet: http://www.lauche-maas.de
e-mail: postmaster@lauche-maas.de

Sport Berger
Münchner Str. 88 - 90
85757 Karlsfeld-Rothschwaige
(bei München)
Tel.: 08131/900 70

trekkingladen
wandern-outdoor-reiseausrüstung
86899 Landsberg/Lech
Sandauer Str. 251
Tel.: 08191/941742
Fax: 08191/429815

LAUCHE & MAAS
Soldatenstrasse 100
89077 **ULM**
Telefon 0731/382183
Fax: 0731/9386689
Kein Versand aus ULM!

Süd-West Versand GmbH
Postfach 1164
(Wörthstr. 40)
89129 Langenau (bei Ulm)
Tel.: 07345/807-0

Camping-Bahnhof
Bahnhofstr. 12 – neben Adidas –
91074 Herzogenaurach
Tel. u. Fax: 09132/62822
Camping-, Trekking- und Caravanzubehör, Not- und Reisevorräte, Wasserfilter und Wasserentkeimung

Frankonia Jagd
97064 Würzburg
Tel.: 09302/200
Fax: 09302/20200
ca. 15 Filialen in Deutschland

Österreich

Hof & Turecek Expeditionsservice
Markgraf Rüdiger-Str. 1
Bekleidung: Reithoferplatz 15
A-1150 Wien
Tel.: 0043-1982-2361
Fax: 0043-1982-1921

Steppenwolf
Kirchengasse 34
A-1070 Wien
Tel.: 0043-1222-5234055
Fax: 0043-1222-5223378

Explorer's
Ausrüstung und Beratung für Globetrotter, Camper und Off-Roader
Eggenberger Allee 22
A-8020 Graz
Tel. & Fax: 0043-316574517

Schweiz

Atlas Travel Shop
Bahnhofstr. 76
CH-3232 Ins
Tel.: 0041-32-31344007
Fax: 0041-32-3134408
CH-3011 Bern
Tel.: 0041-31-3119044
Fax: 0041-31-3125405

Tip:
Wenn Sie einen Trekking-Laden oder ein Jagdgeschäft in Ihrer Nähe haben, um so besser. Vorabinformation durch einen Katalog, spart beim Einkauf viel Zeit.

II.2. Sicherheitstechnik und Vorräte

(Schutzräume, Zubehör, Atemschutz, ABC-Anzüge, Wohnungsausrüstung, Lebensmittelvorräte)

Lebensmittel-Vorräte/Zubehör
Hans-Ullrich Müller
1x1 der Vorsorge
Postfach 1332
82142 Planegg
Tel.:/Fax: 089/8599238
(Siehe auch Seite 187)

Schutzraumbau und -technik:
Umfassendes Zubehör, Ausbau, Raumfilter, Personenschutz (Masken und Anzüge)
Fa. Reichl
Krämergasse 3 - 5
84453 Mühldorf/Inn
Tel.: 08631/13172
Fax: 08631/14658

Schutzraumfilter (-belüftung), Zubehör, Beratung
Josef Heimhofer GmbH
(Stichwort: 1x1 der Vorsorge)
Liebensteinstr. 19
87541 Hindelang
Tel.: 08324/2110

Wassertanks (Kunststoff)
Fa. Dehoust Lagerbehälter
Postfach 1140
D-69169 Laimen-Heidelberg
Tel.: 06224/97020
Fax: 06224/970270

Österreich

Fa. WMC (Wassertanks)
Kufsteiner Wald 24
A-6330 Kufstein
Tel.: 05372/648140
Fax: 05372/648144

Gebrauchte Wassertanks (unterirdische Lagerung) von 10.000 - 20.000 Liter
BARTH – Tank- und Apparate Earth GmbH
Kaiserstr. 23
76646 Bruchsal
Tel.: 07251/9151-0
Fax: 07251/85970

Kunststoffeimer (mit Deckel) zur Aufbewahrung
Wilhelm Haug GmbH & Co KG
Fabrik für Kunststoffverarbeitung
72119 Ammerbuch – Pfeffingen
Tel.: 07073/3020
Fax: 07073/6020

Trocken-Komposttoilette
Beim Öko-Modellprojekt Achberg, können Sie bei Paulus Johannes Lehmann auch ausführliche Informationen über eine neuentwickelte Trocken-Komposttoilette erhalten. *(• 5,- in Briefmarken und A4 Freiumschlag • 1,50 an Öko-Haus, Hohbuchweg 10, 88147 Achberg)*
Beschreibung:
Trocken-Komposttoilette mit verschließ- und stapelbarem Norm-Kunststoffeimer. Eine, auf rund 12jähriger Erfahrung beruhende Entwicklung (Gebrauchsmusterschutz), in ansprechender Vollholzversion (als Komfort- bzw. Einfach-Modell) lieferbar.

II.3. Wasseraufbereitung/-aktivierung

Hans-Ullrich Müller
1x1 der Vorsorge
Postfach 1332
82142 Planegg
Tel.:/Fax: 089/8599238
(Siehe auch Seite 189)

II.4. Biologische Sämereien
– Saatgut-Versand –

Blauetikett-Bornträger GmbH
67591 Offstein
Tel.: 06243/7079
Fax: 06243/7060

Carl Metz Nachfolger
Coppenbrügger Landstr. 58
31867 Lauenau
Tel.: 05043/1075 und 1076

Scherneck-Pflanzenwelt
Lanzenhainer Str. 5
36369 Lautertal
Tel.: 06643/8505

Samen Schröder
Alte Vorstadt 16a
41564 Kaarst
Tel.: 02131/666827
Fax: 02131/669558
Versand von Gemüse-, Blumen, u. Kräuter-Samen; Kleinpackungen und Gewichtsmengen, Ungebeizte Samen-Saatbänder-Pillensaaten

Feldsaaten Freundenberger GmbH & Co. KG
Postfach 104
47812 Krefeld
Tel.: 02151/4417-0

Dreschflegel Saatgut
Föckinghauser Weg 9
49324 Melle
Tel.: 05422/8994

Grunwald
Wallstr. 15
52538 Gangelt
Tel.: 02454/2998

Ferme de Sainte Marthe
kontrolliert biologisches Saatgut
c/o Ulla Grall
Bäreneck 4 / Efeuhaus
55288 Armsheim
Tel.: 06734/960379

Rijk Zwaan GmbH
Werler Str. 1
59514 Welver
Tel.: 02384/501148

Conrad Appel GmbH
Bismarckstr. 59
64293 Darmstadt
Tel.: 06151/9292-0

Syringa Samenversand
Postfach AB 1147
78245 Hilzingen
Tel.: 07739/1452
Fax: 07739/677
Versand von Duftpflanzen und Saatgut in großer Auswahl. Blumenwiesenmischungen.

Hof Berg-Garten GbR
Lindenweg 17
79737 Herrischried
Tel.: 07764/239

Fa. Keller
Konradstr. 17
79100 Freiburg
Tel.: 0761/706313
Fax: 0761/706314

Nicht biologisch aber auch gut sind Hild-Samen, die im Fachhandel erhältlich sind.
Großbestellung und Katalog bei: Hild-Samen; Postfach 1161; 71666 Marbach

Interessante Literatur dazu:

1) „Meine Mischkulturen Praxis – Nach dem Vorbild der Natur“
Margarete Langerhorst
Verlag: OLV
ISBN 3-922201-21-0

2) „Bio-Garten Ratgeber“
Manfred Schulze
Verlag: Ulmer Verlag;
78609 Tuningen

3) „In Harmonie mit den Naturwesen – in Garten, Feld und Flur“; Eike Braunroth
ISBN 3-922201-12-1

Seminar und Bestelladresse:
Kooperation mit der Natur
Eike Braunroth
Nikolaus-Molitor-Straße 37
97702 Münnerstadt
Tel.: 09733/6535
Fax: 09733/6635

II.5. Versand Homöopathischer Hausapotheken

Homöopathische Hausapotheken bestellt mittlerweile jede Apotheke, soweit nicht vorrätig.
Gängige Hersteller:
- Stauphen Pharma
- DHU

II.6. Werkzeug-Versand und Sonstiges

Fa. Westfalia Werkzeug co. GmbH
Werkzeugstr. 1
58082 Hagen
Tel.: 0180/5303132
Fax: 02331/355530

»Waschbär«
Umweltproduktеversand GmbH
für Haushalt, Kleidung, Allerlei
(z. B.: Wäschestampfer)
D-79093 Freiburg
Tel.: 0180/53956

II.7. Versand Buchhandlungen und Vertriebe...

... für ausgefallene und unbequeme Titel!

1) Andromeda
Königstr. 33
90762 Fürth
Tel.: 0911/221046
Fax: 0911/209008

2) Michaels Verlag + Vertrieb
Ammergauerstr. 80
86971 Peiting
Tel.: 08861/59018
Fax: 08861/67091

3) Arndt Buchdienst, Lesen und Schenken
Postfach 3603
24035 Kiel
Tel.: 04384/59700
Fax: 04384/597040

4) Pro Fide Catholica
Verlag A. Schmid
Postfach 22
D-87467 Durach
Tel.:/Fax: 0831/21895
(Hochbrisante Themen)

5) Govinda-Verlag
BRD: PF 1226, 79795 Jestetten
Tel.: 07745/96677; Fax: -96678
CH: PF 257, 8212 Neuhausen 2
Tel.:/Fax: 0041/52/6726677
A: Lindengasse 2a, 1070 Wien
Tel.:/Fax: 0043/1/5222817
Internet: govinda.ch oder
armin-risi.ch

6) EWERT Verlag GmbH
Mühlentannen 14
49762 Lathen (Ems)
Tel.: 05933/92620
Fax: 05933/92621

II.8. Unabhängige Zeitungen und Zeitschriften, die wirklich informieren

Humanwirtschaft (Früher der 3. Weg)
Zeitschrift für natürliche Wirtschaftsordnung! (Geld und Zins)
Redaktion: Wilhelm Schmülling, Erftstr. 57,
45219 Essen (Kettwig), Tel. 02054/81642, Fax 02054/84955
Email: w.schmuelling@cityweb.de

Natürlich Leben (Mensch – Natur – Ernährung)
Christian-Plattner Str. 8 (Postfach 114), A-6300 Wörgl
Tel. 0043/5332/73606, Fax: 0043/5332/76426. (Österreich)

Zeiten-Schrift – Ein Kompass in bewegten Zeiten. Die Herausgeber greifen mutig und sehr fundiert Themen auf, die die übel-iche Presse kaum mit der Zange anpacken würde. Auch ist die Zeitenschrift Werbungs-frei! Abo: 4 Hefte/Jahr
Deutschland: Postfach 76, 78441 Konstanz,
Tel: 07533/93597-11; Fax: 07533/93597-15
Email: deutschland@zeitenschrift.com
Österreich: *Schriftliche Bestellungen,* Postfach 229, 6890 Lustenau
Abonnemente und Heftbestellungen über die Schweiz.
Warenbestellungen über Deutschland.
Schweiz: Postfach, CH-6343 Rotkreuz,
Tel.: 0041/41/79811-98, Fax: 0041/41/79811-90
Email:
für Redaktionelles: redaktion@zeitenschrift.com
für Administratives: administration@zeitenschrift.com
für Waren-Bestellungen: markt@zeitenschrift.com

MATRIX 3000
Anschrift von Verlag und Redaktion:
Matrix 3000 Verlag GbR
Ammergauer Str. 80. 86971 Peiting
Fon: 08861/59018; Fax: 08861/67091
E-mail: mvv@michaelsverlag.de
Im Internet: http://www.MATRIX3000.de

Magazin 2000 plus und Argo Verlag
Kosmos, Erde, Mensch
Sternstraße 3
87618 Marktoberdorf
Tel.: 08349/92044-0; Fax: 08349/92044-49
E-Mail: mail@magazin2000plus.de
internet: www.magazin2000plus.de
www.argo-verlag.de

II.9. Unabhängige Informationsdienste *(national u. international)*

... falls ihnen der Glaube an die Medien mittlerweile schwerfällt.

Wenn Sie bedenken, was jährlich für die Tagespresse und für Illustrierte ausgegeben wird, so sind diese gehaltvollen Info-Dienste geradezu ein Segen für jeden Leser, dem die Wahrheitssuche noch etwas bedeutet.

DEUTSCHLAND-BEWEGUNG
Friedenskomitee 2000
Postfach 1308
82303 Starnberg
Telefon: 08151/4115; Fax und Faxabruf: 08151/78212
Info Tel.: 08151/277852
E-Post: FKomitee@aol.com
Internet: www.deutschland-bewegung.de ***und*** www.d-a-o.de

SCHUTZBUND FÜR DAS DEUTSCHE VOLK e.V.
SDV e.V.
Postfach 111611
60051 Frankfurt am Main
Internet: www.schutzbund.de

INTER INFO
Internationaler Hintergrundinformationsdienst
für Politik, Wirtschaft und Wehrwesen
Feldstraße 15
A-4611 Buchkirchen
Telefon: +43-(0)7242/28370-73; Telefax: +43-(0)7242/28370-77

PHI (Politische Hintergrundinformation)
Zuvedru 4
LT-4237 Rumsiskes/Litauen
Fax: 00370/-56-47572
E-Mail: phi@kaunas.omnitel.net

VERTRAULICHE MITTEILUNGEN
Aus Politik, Wirtschaft und Geldanlage
78266 Büsingen
Telefon: 04251/561; Telefax: 07734/7112

TOKO Zeit-Kompass
Das Wesentliche erkennen
Berliner Allee 88
58119 Hagen
Tel.: 02334/54546; Fax: 02334/954590
E-mail: TOKO.Hagen@t-online.de
Internet: http://www.toko-hagen.de

Teilweise Probeexemplare erhältlich

SYMPTOMATOLOGISCHE ILLUSTRATIONEN
Unregelmässig erscheinender Rundbrief für unsere Leser und Freunde.
Umschau zu Kultur, Politik und anthroposophischem Alltag.
Moskau-Basel-Verlag
Postfach 231
CH-4009 Basel 9
Tel.: 0041/61/3015418; Fax: 0041/61/3013477
E-Mail: lochmann_verlag@gmx.ch

RECHT+FREIHEIT
Presseclub Schweiz
Postfach 105
4008 Basel
Internet: http://www.ruf-ch.org

UN (Unabhängige Nachrichten)
Wahrheit • Klarheit • Offenheit
Postfach 101706
46017 Oberhausen
Tel.: 0208/840132; Fax.: 0208/8487057
E-Post: info@un-nachrichten.de
Internet: www.un-nachrichten.de; www.un-archiv.de

DER INSIDER
Hintergründe, Analysen, Meinungen –
Vertrauliches aus Politik, Wirtschaft und Kirche
Herausgeber: VARAMA PUBLISHERS
P.O. Box 17200
Groenkloof, Pretoria 0027
Republik Südafrika
Tel.: (012) 46-8858; Fax: (012) 46-5722

TOPIC
RZS-Abo Verwaltungs-GmbH
35586 Wetzlar
Tel.: 06441/804114; Fax: 06441/804113

KURIER der Christlichen Mitte
Lippstädter Str. 42
59329 Wadersloh
Tel.: 02523/8388; Fax: 02523/6138
E-mail: info@christliche-mitte.de
Internet: www.christliche-mitte.de

II.10. Kontaktanschriften

1.) Kinderhilfe

a) Freundeskreis „Mit Kindern wachsen e. V.“

Am Herrwald 6
79348 Freiamt
Tel. + Fax.: 07645/8770

Wege zur harmonischen Entfaltung der Kinder!

b) MOMO – Stiftung für Kinder, Umwelt und Gesundheit

Mühlbachstr. 2
78315 Radolfzell
Telefon und Fax: 07732/7462

Ziele: „Es gilt, Kindern und Jugendlichen Wertorientierungen zu geben. Unser Streben ist es, die Jugend vorzubereiten, auf ein Leben mit Menschen und Natur in Partnerschaft.“

2.) Impfaufklärung

AEGIS

Aktives **E**igenes **G**esundes **I**mmun-**S**ystem

Alle **E**ltern **G**egen **I**mpf-**S**chäden

kritische Impfaufklärung für Eltern
Tel.: 0041/41/2502474; Fax: 0041/41/2502363
Internet: www.aegis-schweiz.ch
E-Mail: info@aegis-schweiz.ch
(siehe Großanzeige unter E. Informationen Seite...)

3.) Verein „Menschen gegen Krebs“

Postfach 1205
71386 Kernen
Tel.: 07151/910217; Fax.: 07151/910218

4.) Mobilfunk, Elektrosmog

Bürgerwelle e. V.
Dachverband der Bürger und Initiativen zum Schutz vor Elektrosmog

Lindenweg 10
95643 Tirschenreuth
Tel.: 09631/795736; Fax: 09631/795734
Internet: www.buergerwelle.de
E-Mail: pr@buergerwelle.de

III. Literatur – Hinweise, Empfehlungen

Um zu einem bestimmten Thema ein aussagekräftiges Buch zu bekommen, sind entsprechende Vorab-Informationen nötig und damit Zeit. Um Ihnen liebe Leser hier eine Erleichterung zu schaffen, sind diese Listen an Buchempfehlungen entstanden. Sie finden darin unter Umständen auch Themenbereiche, die in den üblichen Medien nicht angesprochen werden, oder sie werden nur einseitig abgehandelt. Auch wenn diese Buchempfehlungen dem Erkennen der Zusammenhänge der momentanen Weltlage und ihrer Entstehung gut dienen, so erheben sie nicht den Anspruch, „der Weisheit letzter Schluß" zu sein. Dies ist mir äußerst wichtig zu betonen.
Ein Buch ist im tieferen Sinn eben „nur" eine Aufforderung, den Inhalt mit der (vermeintlichen) Realität zu vergleichen, Unterscheidung zu üben und Gutes und Verwertbares herauszuschälen. („Prüfet alles, das Gute behaltet") Zu diesem Zweck liefern Ihnen die folgenden Listen einen Querschnitt an meist hochaktuellen Büchern, der Gott sei Dank als ungewöhnlich bezeichnet werden darf und damit sehr wahrscheinlich für eingefahrene, menschenunwürdige bzw. menschenfeindliche (Macht-) Systeme durchaus unbequem ist.
Gerade dies eröffnet die Möglichkeit neue Wege zu betrachten oder vergessene wiederzuentdecken, ohne daß die jeweiligen Buchinhalte kritiklos übernommen werden. Sie sind herzlich eingeladen offen und bedacht an dieser Entwicklung teilzunehmen.

III.1. Gesundheit/Medizin

„Das praktische Buch der Heilpflanzen"; BLV

„Gen-Manipulation"; Verlag Universelles Leben e. V.; Hangerring 7, 97070 Würzburg

Abele, Dr. Johann: *„Eigenharnbehandlung";* HAUG-Verlag

Aïvanhov, Omraam Mikhaël: *„Die Atmung. Praktische Atemübungen";* Prosveta Verlag

Allmann, Ingeborg: *„Die Heilkraft der Eigenharntherapie";* Ariane Verlag

Blate, Michael: *„Akupressur, die andere Art der Ersten Hilfe und Selbstheilung";* Ryvellus Verlag Plejaden

Blome, Dr. med Götz: *„Wirf ab was dich krank macht!";* Bauer Verlag
Anmerkung: Die liebevollen aber auch sehr deutlichen Aussagen von Dr. Blome über den Sinn und die Hintergründe von Krankheiten sowie der Überwindung werden jedem Erkenntniswilligen eine große Hilfe sein

Braunschweig-Pauli, Dagmar: *„Jod-Krank – Der Jahrhundert-Irrtum";* Dingfelder Verlag, D-82346 Andechs

Bruker, Dr. M. O.: *„Unsere Nahrung, unser Schicksal"*; EMU-Verlag

Bruker, Dr. M. O.: *„Vorsicht Fluor"*; EMU-Verlag, Lahnstein

Buchwald, Dr. med. Gerhard: *„Impfen – Das Geschäft mit der Angst"*; EMU-Verlag, Lahnstein

Collier, Dr. med. Renate: *„Wie neugeboren durch Darmreinigung"*; Gräfe und Unzer

Dahlke, Dr. Rüdiger: *„Bewußt fasten"*; Urania-Verlag

Das, Dr. med. Sigrid: *„Entgiften und entschlacken"*; Trias-Verlag

Dyke, Henry van: *„Der vierte Weise"*; Artaban; 1996

Glagau, Dr. Kristian und Ohlenschläger, Dr. med. Gerhard: *„Vitalstoffe – Bausteine der Gesundheit"*; Karl F. Haug Verlag, Heidelberg

Göbel, Wolfgang/Glöckler, Michaela: *„Kindersprechstunde"*; Urachhaus-Verlag; **Anmerkung:** sehr gutes, ganzheitliches Gundlagen-Werk, das über die »reine Behandlung« hinausgeht!

Gray, Robert: *„Das Darm-Heilungsbuch – Gesundheit durch Kolon-Sanierung"*; Knaur Verlag

Grätz, Joachim-F.: *„Klassische Homöopathie für die junge Familie"*; F. Hirthammer Verlag; BAND I und BAND II

Grünn, Dr. med. Hans: *„Die innere Heilkraft – Heilung über die Seele"*; Econ-Verlag

Heiß, Erich: *„Wildgemüse und Wildrüchte"*; Alles vom Tee bis zum Salat; Lebenskunde-Verlag, Düsseldorf

Hosch, Harald: *„Gesund durch Entsäuerung – Das Säure-Basen-Gleichgewicht wiederherstellen und erhalten"*; Dr. Werner Jopp Verlag, Wiesbaden

Hossenfelder, Gustav A.: *„Re-ligio der Heilung"*; Druckhaus Vogel GmbH, Dieselstr. 6-8, 70771 Leinfelden Echtendinge, Tel.: 0711/7978970, Fax: 0711/7979400

Hutchings, Garion von: *„Der Homöopathie-Führer für die ganze Familie"*; Aurum-Verlag

Jürgenson, Johannes: *„Die lukrativen Lügen der Wissenschaft – Wie unsinnige Ideen als wissenschaft verkauft werden"*; Ewertverlag GmbH

Lehmann, Paulus J.: *„Die Gesundheitskasse"*; Ein neues Modell eigenverantwortlicher Gesundheitsvorsorge; 1998;

McTaggart, Lynne; *„Was Ärzte Ihnen nicht erzählen – Die Wahrheit über die Gefahren der modernen Medizin"*; Sensei Verlag, Kernen

Müller, Else: *„Du spürst unter deinen Füßen das Gras – Autogenes Training in Phantasie- und Märchenreisen"*; Fischer Taschenbuch

Nassall, Klaus Dieter: „*Allergie, Hilfeschrei der Seele*“; Nassall-Verlag; 86932 Pürgen/Ummendorf, Pipinstr. 20; Tel. 08196/1333

Nassall, Klaus Dieter: „*Fasten und Heilfasten aus einer allumfassenden Sicht*“; Nassall-Verlag, s. o.

Nofziger, Margaret: „*Natürliche Geburtenkontrolle*“; Irisiana-Verlag

Rauch, Dr. Erich: „*Naturheilbehandlungen*“; Haug-Verlag

Raum und Zeit – special 4: „*AIDS – Die Krankheit, die es gar nicht gibt*“; Ehlers-Verlag, Wolfratshausen

Ruesch, Hans: „*Die Pharma-Story – Der große Schwindel*“; Hirthammer-Verlag München

Selbsthilfegruppe Mündige Bürger: „*Die Lösung des Krebsproblems – Die Heilkunst von Morgen – Andere Hilfen und Tabus*“; Selbsthilfegruppe Mündige Bürger, Schloßweg 2, D-90537 Feucht; Tel.: 09128/3126

Stellmann, Dr. med. H. M.: „*Kinderkrankheiten natürlich behandeln*“; Gräfe und Unzer Verlag

Vogel, Dr. Alfred: „*Der kleine Doktor*“; Heyne Taschenbuch

Walker, Dr. Norman W.: „*Auch Sie können wieder jung werden*“; Goldm.-Verlag

Wolf, Dr. med. Otto: „*Anthroposophisch orientierte Medizin und ihre Heilmittel*“; Verlag Freies Geistesleben; Sozialhygienische Schriftenreihe

Wolf, Dr. med. Otto: „*Die naturgemäße Hausapotheke*“; Verlag Freies Geistesleben

Wolf, Dr. med. Otto: „*Heilmittel für typische Krankheiten – Zu den von Rudolf Steiner methodisch neu konzipierten Heilmitteln*“; Verlag Freies Geistesleben; Sozialhygienische Schriftenreihe

Zimmermann, Heinrich/Harrsen, Ocke J.: „*Naturheilverfahren versus Schulmedizin*“; Isselpharma Vertrieb; Minervastr. 46, 46419 Isselburg; Tel.: 02874/4 53 13

Zimmermann, Heinrich/Harrsen, Ocke J.: „*Alte Hausmittel/Moderne Zeit*“; Isselpharma Vertrieb; Minervastr. 46, 46419 Isselburg; Tel.: 02874/4 53 13

III.2. Ernährung

Aschenbrenner, Eva: „*Der Wildkräutergang mit Eva Aschenbrenner durch's Jahr*“

Batmanghelidj, F.: „*Wasser die gesunde Lösung*“; VAK Verlag für Angewandte Kinesiologie GmbH, Freiburg im Breisgau

Braunroth, Eike: „*In Harmonie mit den Naturwesen – in Garten, Feld und Flur*“

D'Adamo, Dr. Peter J mit Whitney, Catherine.: *„4 Blutgruppen";* Überarbeitete Ausgabe mit neuem Rezeptteil

Glagau, Dr. Kristian / Ohlenschläger, Dr. med. Gerhard: *„Vitalstoffe – Bausteine der Gesundheit";* Haug

Langerhorst, Margarete: *„Meine Mischkulturen Praxis – Nach dem Vorbild der Natur";* OLV Verlag

Linorther, Margit / Teichert, Ulrich: *„Ernährungsgeheimnisse – Die verborgene Botschaft der Nahrung";* Verlag AlcYone

Mommsen, Prof. Dr. med.: *„Gesunde Kinder durch lebendige Vollwertkost";* Bircher Benner Verlag; Bad Homburg

Opitz, Christian: *„Das Geheimnis lebendiger Nahrung";* Verlag Bewußtes Dasein; Turmstr. 6, CH-8952 Schlieren

Opitz, Christian: *„Ernährung für Mensch und Erde – Grundlage einer neuen Ethik des Essens";* Hans-Nietsch-Verlag; Brabanter Str. 112, D-52525 Waldfeucht

Schulze, Manfred: *„Bio-Garten Ratgeber";* Ulmer Verlag; Tuningen

Strunz, Dr. med. Ulrich: *„Forever young – Das Erfolgsprogramm";*

III.3. Survival-Bücher (Handbücher zum Überleben)

Überlebenstraining (Survival-Kurs) siehe Seminare, Vorträge etc.

☞ Um sich zuhause vorbereiten zu können, haben sich die nachfolgenden Bücher besonders bewährt:

Boger, Jan: *„Alles über Survival";* Pietsch Verlag; Stuttgart

Nehberg, Rüdiger: *„Die Kunst zu überleben";* Kabel-Verlag
Anmerkung: Mit Spezial-Tips für Frauen.

Sonnleitner, A. Th.: *„Die Höhlenkinder";* Frank-Verlag
Anmerkung: Kinder (u. Erwachsene) lernen hier spielerisch die Techniken des Überlebens in der freien Natur.

Wisemann, John: *„Das Survival Handbuch";* Heyne Verlag; München
Anmerkung: Wissen der britischen Spezialeinheit SAS, sehr gut bebildert!

Zett, Dr. med. Kremer, W.: *„Leben und Überleben";* Heinz Wolf Fachverlag; Mosbacher-Str. 3/KU 1, Karlsruhe; Tel. 0721/612710

☞ Nachschlage-Bücher für unterwegs:

Höh, Rainer: *„Survival – Handbuch für die Wildnis";* Buchvertrieb Gerda Schettler; D-37197 Hattorf, Auf der Burg 22; Tel.: 05584/1233

Lapp, Volker: *„Wie helfe ich mir draußen?“;* Pietsch Verlag; Stuttgart
Anmerkung: Incl. Notmaßnahmen für Hund und Pferd.

Volz, Heinz: *„Überleben in der Natur“;* Walhalla Verlag; Regensburg

Werner, David: *„Wo es keinen Arzt gibt“;* Reise Know-How-Verlag; Peter Rump GmbH; Bielefeld

☞ Basiswissen für Draussen

Verschiedene Titel aus dem Conrad Stein Verlag:
„Knoten“; „Karte und Kompaß“; „Eßbare Wildpflanzen“; usw.

III.4. Prophezeiungen

III.4.1. Wichtige wissenschaftliche Bearbeitungen und Zusammenfassungen

Die hier aufgeführten Zusammenfassungen bieten Ihnen den besten und übersichtlichsten Zugriff auf die Prophezeihungsliteratur. Die unter III.4.2. - III.4.4 aufgeführten Bücher geben Ihnen einen kleinen Überblick was über dieses Thema bisher veröffentlicht wurde.

Andersen, Hans J.: *„Polsprung“;* Andersenverlag, Körnerstr. 84, D-58285 Gevelsberg; Tel.: 02332/10765, Fax: 02332/914610;
8. erw. und neu gestaltete Auflage 1998

Angerer, Anton: *„Das steht der Welt noch bevor“;* Mediatrix Verlag

Bekh, W. J.: *„Das dritte Weltgeschehen“;* Knaur-Taschenbuch

Berndt, Stephan: *„Prophezeihungen – Alte Nachricht in neuer Zeit;“* Reichel Verlag (2001)

Bouvier, Bernhard: *„Die letzten Siegel – Weissagungen, Seherberichte, Visionen“*; Ewertverlag GmbH, Mühlentannen 14, D-49762 Lathen (Ems), Tel.: 05933/92620; Fax: 05933/92621

Helsing, Jan van: – Buch 3 – *„Zusammenfassung von Prophezeiungen über einen möglichen 3. Weltkrieg“;* Ewert Verlag; Mühlentannen 14, D-49762 Lathen; Tel.: (0049) 05933/92620; Fax: (0049) 05933/92621

Rabanne, Paco: *„Das Ende unserer Zeit – Aufbruch in das Wassermann-Zeitalter“;* Knaur-Taschenbuch

Strohm, Holger: *„Was Sie nach der Reaktorkatastrophe wissen müssen“*; Zweitausendeins, Postfach, D-60381 Frankfurt am Main oder Andersenverlag, siehe oben.

Weidner, Giesela (Hrsg.): *„Zukünftige Ereignisse auf Erden – Aus geistiger Sicht“;* Eigenverlag, Postfach 405, A-1071 Wien

III.4.2. Ältere Bücher über die klassischen Prophezeiungen

Marcus, Verena: *„Gesammelte Prophezeiungen";* Bauer Verlag 1959

Montgomery, Ruth: *„Ich sehe in die Zukunft. Visionen der Jeane Dixon";* Mosaik Verlag Hamburg, 1965

Lindsey, Hal: *„Die Feuerflut (Geburtswehen einer neuen Welt)";* Verlag Schulte + Gerth; Wetzlar; Tel.: 06443/680

Riemann, G. (Hrsg.): *„Und ich sah einen neuen Himmel";* Die Ramala-Offenbarung; Hugendubel 1982

Robinson, L. W.: *„Rückschau und Prophezeiungen";* Edgar Cayce-Bericht; Bauer Verlag 1974

Schönhammer, Adalbert: *„PSI und der 3. Weltkrieg";* Rohm Verlag 1978

Stearn, Jess: *„Der Schlafende Prophet";* (Edgar Cayce). R. F. Keller Verlag; Genf 1969

Steiner, Rudolf: *„Die Apokalypse des Johannes";* Steiner Verlag, Dornach

Timms, Moira: *„Zeiger der Apokalypse. Harmaggedon und Neues Zeitalter";* Hugendubel 1979

Töpper, Adalbert: *„Wandlung durch Liebe";* Prophezeiungen zum Schicksal von Mensch und Erde; Knaur Esoterik 1990

Volbden, A.: *„Die großen Weissagungen über die Zukunft der Menschheit";* Lübbe Verlag; 1979

Eggenstein, Kurt: *„Der Prophet Jakob Lorber verkündet bevorstehende Katastropbhen und das wahre Christentum";* 4. Auflage; Lorber-Verlag 1979

III.4.3. Zeitgenössischer Seher

Dvorak, Karl: *„Mystik der Neuoffenbarung";* Selbstverlag; A-3100 St. Pölten, Khittelstr. 7

Herrholz, Eduard: *„Das apokalyptische Weltgeschehen";* Bd. 2; 1990

Hesse, P. O.: *„Der jüngste Tag";* Ventla-Verlag; Wiesbaden-Schierstein, Postfach 17185

Mann, A. T.: *„Prophezeiungen zur Jahrtausendwende";* Goldmann Taschenbuch

Mohr, Victor: *„Nahe an 2000 Jahre";* Ventla-Verlag Wiesbaden-Schierstein, Postfach 17185

Weidner, Gisela: *„Offenbarung der Zukunft bis zur Wiederkehr Jesu Christi";* Selbstverlag; A-1071 Wien, Postfach 405

III.4.4. Marianische Prophezeiungen

Höcht, J. M.: *„Die große Botschaft von La Salette“;* Christiana-Verlag; Stein (Schweiz) 1983

Künzli, J.: *„Die Botschaft der Frau aller Völker“;* Miriam (nach 1970)

Rossi, Fausto: *„Die Jungfrau der Offenbarung“;* Parvis (Schweiz) 1985

Speckbacher, Franz: *„Garabandal“;* Mediatrix 1992

III.5. Hintergrundinformationen

Ahriman: *„Profil einer Weltmacht“;* Urachhaus, Stuttgart

Arnim, Prof. Hans-Herbert von: *„Staat ohne Diener – Was schert die Politiker das Wohl des Volkes?“;* Knaur-Verlag

Bandulet, Bruno: *„Das Maastricht-Dossier – Deutschland auf dem Weg in die 3. Währungsreform“*

Berg, Carl-Friedrich von: *„In Sachen Deutschland – Insider-Protokoll über die Liquidation einer Nation“;* Hohenrain-Verlag

Bernett, Urs: *„Das Deutsche Grundgesetz – Eine Wertung aus Schweizer Sicht“;* Verlag Neue Visionen GmbH; Postfach, CH-8116 Würenlos
Anmerkung: Was in unserem Grundgesetz so alles versteckt ist!

Bludorf, Franz: *„Zaubergesang“;* Geheimnisvolle Erdfrequenzen – Der Schlüssel zur Wetter- und Gedankenkontrolle; Herbig

de Borbón, Alfonso Carlos: *„Die ganze Wahrheit über das Opus Dei“;* Pro Fide Catholica, Postfach 22, D-87467 Durach

Burkhard Müller, Ullrich: *„Medien Märchen“;* Blessing Verlag

Coralf: „Maitreya Christus oder Antichrist?“; Konny Müller Verlag, Haan

Dehoust, Peter.: *„Zwangsarbeiter – Lüge und Wahrheit“;* Wie die Deutschen bei der Wiedergutmachung über den Tisch gezogen werden; Nation Europa Verlag GmbH

Detlefs, Gerhard: *„Die Pervertierung der Meinungsfreiheit“;* Hohenrain

Di Trocchio, Federico: *„Der große Schwindel – Betrug und Fälschung in der Wissenschaft“;* Campus-Verlag; Frankfurt.

Eggers, Sven: *„So lügt das Fernsehen“*

Engdahl, F. William: *„Mit der Ölwaffe zur Weltmacht – Der Weg zur neuen Weltordnung“;* Dr. Böttinger Verlags-GmbH

Finkelstein, Norman G.: *„Die Holocaust-Industrie – Wie das Leiden der Juden ausgebeutet wird“;* PIPER

Free, B. / Hynaar, Dr.: *„HAARP – Mindcontrol und wissenschaftlicher Irrsinn“;* Pantha Rheo und CTT-Verlag

Gehring, Heiner: *„Versklavte Gehirne – Bewußtseinskontrolle und Verhaltensbeeinflussung“;* Kopp Verlag oder CITT-Verlag

Greider, William: *„Endstation Globalisierung – Der Kapitalismus frißt seine Kinder“;* Heyne-Verlag

Groth, Klaus G.: *„Die Diktatur der Guten“;* (Political Correctness); Herbig Verlag

Hingst, Wolfgang: *„Abgezockt, verkauft und angeschmiert – Ihre Zukunft als EU-Bürger“*

Huntington, Samuel: *„Kampf der Kulturen“;* Sudholt

„Interviews zu Montauk – Bewußtseinskontrolle, die (un-)heimliche Manipulation“; Michaels Verlag Peiting

Kafka, Peter: *„Gegen den Untergang – Schöpfungsprinzip und globale Beschleunigungskrise“;* Hanser

Kishon, Ephraim: *„Picasso's süße Rache – Der gegenwärtige Kunstmarkt und seine dubiosen Praktiken“*

Kosiek, Rolf: *„Die Frankfurter Schule – und ihre zersetzenden Auswirkungen“;* Sudholt

Kosiek, Rolf: *„Völker statt 'One World'“;* Das Volk im Spiegel der Wissenschaft; Grabert

Krämer, Walter: *„Modern Talking auf deutsch“;* Grabert

Kritische Studentenzeitung Wien: *„Warnung vor EG-Europa“;* Postfach 450, A-1071 Wien

Kummer, Jochen: *„Ausländerkriminalität – Legende und Fakten zu einem gesellschaftlichen Tabu“*

Martin, Hans Peter; Schumann, Harald: *„Die Globalisierungsfalle – Der Angriff auf Demokratie und Wohlstand“;* Rowohlt

Meves, Christa: *„Europa darf nicht untergehen – Verantwortung für die Zukunft“*

Notzing-Schrenck: *„Charakterwäsche – Über die amerikanische Umerziehung in West-Deutschland“*

Polzer-Hoditz, Ludwig: *„Das Testament Peters des Großen – Der Kampf gegen den Geist“;* Verlag am Goetheanum; CH-4143 Dornach

Rahlves, Rudolf: *„Was ist deutsch? Charakter – Geist: Probleme“;* Grabert

Ritter, Manfred/Zeitler, Klaus: *„Armut durch Globalisierung – Wohlstand durch Regionalisierung“;* Grabert

Rothkranz, Johannes: *„Der Vertrag von Maastricht";* Bd. I-II

Rothkranz, Johannes: *„Die kommende »Diktatur der Humanität«";* Bd. I-III; Verlag Prophezeiungen Fide Catholica; Anton Schmid, Postfach 22, 87471 Durach

Rüggeberg, Dieter: *„Geheimpoltik I + II – Der Fahrplan zur Weltherrschaft";* Rüggeberg-Verlag; Postfach 130844, 42035 Wuppertal

Satinover, Jeffrey: *„Die verborgene Botschaft der Bibel – Der Code der Bibel entschlüsselt";* Goldmann Verlag

Schmitz, Martin: *„Projekt Deutschland – So schaffen wir den Weg aus der Krise";* Sudholt

Schwab, Günther: *„...aber wir fürchten uns nicht";* Sponholtz Verlag

Schwab, Günther: *„Der Tanz mit dem Teufel";* Sponholtz Verlag

Sichelschmidt, Gustav: *„1) Deutschland verblödet; 2) Der Tanz auf dem Vulkan";* (Ein Bericht zur Lage der Nation); Arndt Verlag

Singer, Kurt: *„Zivilcourage wagen – Wie man lernt sich einzumischen";* Piper-Verlag

Smith, Tom H. / Risi, Armin: *„Das kosmische Erbe";* Govinda-Verlag

Sprenger-Menzel, Michael Th.: *„Maastricht – Quo vadis Europa?";* Verlag Anton A. Schmid; Pro Fide Catholica, Postfach 22, 87467 Durach
Anmerkung: Kurzer Überblick mit vielen Fakten.

Starbatty/Schachtschneider/Albrecht/Nölling/Hank: „Die Euro-Illusion"; im Buchhandel erhältlich

Topper, Uwe: *„Die Grosse Aktion – Europas erfundene Geschichte";* Grabert

Uhle-Wettler, Reinhard (Brigadegeneral a. D.): *„Die Überwindung der Canossa-Republik";* Hohenrain-Verlag

Willing, Georg Franz: *„Umerziehung –Die De-Nationalisierung besiegter Völker im 20. Jahrhundert";* Verlag Nation Europa; Coburg

Willing, Georg Franz: *„Vergangenheitsbewältigung – Bundesrepublikanischer Nationalmasochismus";* Verlag Nation Europa; Coburg

Willrich, Kurt: *„Von der Unfreiheit eines multikulturellen Menschen – biologisch korrekt statt politisch korrekt";* Grabert

Zunneck, Karl-Heinz: *„Die Totale Manipulation – UFOs sind irdische Geheimwaffen";* Kopp Verlag oder ANDROMEDAR Versand (siehe Anhang „Versandbuchhandlungen")

III.6. Geld und Zins aus anderer Sicht: *die heimliche Versklavung*

Archiati, Pietro: *„Macht oder Menschlichkeit – Geld und Geist in der Weltwirtschaft“;* DreiEinsVerlag GmbH

Benjes, Hermann: *„Wer hat Angst vor Silvio Gesell? – Das Ende der Zinswirtschaft bringt Arbeit, Wohlstand und Frieden für alle“;* Eigenverlag Hermann Benjes, Postfach 55, D-64402 Bickenbach

Boettcher, Horst: „Wirtschaften ohne Katastrophen“; zu beziehen bei der Human Wirtschaft (siehe Seite 164)

Creutz, Helmut: *„Das Geldsyndrom – Wege zu einer krisenfreien Marktwirtschaft“;* Ullstein; 1997

Edition Pandora: *„Money Maker oder Die Geschichte vom gewinnbringenden Schuldenberg“;* Michaels Verlag; 86971 Peiting

Gesell, Silvio: *„Die natürliche Wirtschaftordnung“;* (Kurzausgabe); 1946/1987

Hannich, Günter: *„Börsenkrach und Weltwirtschaftskrise – Der Weg in den 3. Weltkrieg“;* KOPP

Hannich, Günter: *„Sprengstoff Geld – Wie das Zinssystem unsere Welt zerstört“;* Versand der 3. Weg; Rappenbergstr. 64, D-91757 Treuchtlingen; Tel.: 09142/3373

Heinrichs, Johannes: „Sprung aus dem Teufelskreis“; VITA NUOVA zu beziehen bei der Human Wirtschaft (siehe Seite 164)

Kennedy, Margrit: *„Eine Welt ohne Zins und Inflation“;* Ein Tauschmittel, das jedem dient; 1990

Lietaer, Bernard A.: *„Die Zukunft des Geldes“;* Über die destruktive Wirkung des existierenden Geldystems und die Entwicklung von Komplementärwährungen; 1999

Lietaer, Bernard A.: *„Mysterium Geld“;* Emotionale Bedeutung und Wirkungsweise eines Tabus; 2000

Meier, Gert: *„Das Ende der D-Mark – Vision oder Wahn?“;* Hohenrain Verlag

Möntmann, Hans Georg: *„Bonzen, Banken und Behörden“;* Droemer Knaur; **Anmerkung:** Inclusive Listen von Hilfsorganisationen gegen Obrigkeitswillkür.

Otani, Yoshito: *„Untergang eines Mythos“;* Versand der 3. Weg; Rappenbergstr. 64, D-91757 Treuchtlingen; Tel.: 09142/3373

Popp, Klaus: *„Der Zinswahnsinn“;* Das Ende von Wachstumszwang und Ausbeutung; 1997

Reheis, Fritz: „*Die Kreativität der Langsamkeit*“*;* Neuer Wohlstand durch Entschleunigung; 1998

Reichenberg-Ullman, Judyth / Ullman, Robert: „*Ritalin*“*;* Michaels Verlag GmbH

Allgemeine Info: www.inwo.de oder www.geldreform.de

III.7. Medienmanipulation – Musik, TV, Sprache etc.

„*Fernsehen als Instrument der verborgenen Mächte*“*;* Verlag Rozekruis Pers. Haarlem/Niederlande

Bañol, Fernando Salazar: „*Die okkulte Seite des Rock*“*;* Hirthammer Verlag

Buddemeier, Heinz: „*Illusion und Manipulation (Bd. I)*“*;* Verlag Urachhaus

Buddemeier, Heinz: „*Die unhörbare Suggestion (Bd. II)*“*;* Verlag Urachhaus

Lingerman, Hal A.: „*Die Geheimnisse großer Musik*“*;* Windpferd-Verlag;

Patzlaff, Rainer: „*Medienmagie... oder die Herrschaft über die Sinne*“*;* Verlag Freies Geistesleben

Postman, Neil: „*Wir amüsieren uns zu Tode*“*;* S. Fischer Verlag Frankfurt

Pulling, Pat: „*Das Teufels-Netz – Sie wollen unsere Kinder*“*;* Larmann-Verlag

Sanders, Barry: „*Der Verlust der Sprachkultur*“*;* (»Die Pistole ist das Schreibgerät der Analphabeten«); Fischer-Verlag

III.8. Mensch – Welt – Lebenshilfe

III.8.1. Liebe und Partnerschaft

Beer, Ulrich: *„Liebe, Eifersucht und Treue, (Harmonische Partnerschaft ist möglich)“;* MVG-Verlag

Detlefs, Gerhard: *„Mann und Frau im Spannungsfeld der Gegenwart – Ohne Familie geht es nicht“;* Hohenrain Verlag; Tübingen

Feldmann, Ursula: *„Weiblichkeit zwischen Wahn und Wirklichkeit“;* Verlag Gralsbotschaft

Gray, John: *„Männer sind anders, Frauen auch“;* Goldmann

Hendrix, Harville: *„Soviel Liebe, wie Du brauchst“;* Das Therapiebuch für eine erfüllte Beziehung.

Jellouschek, Hans: *„Die Kunst als Paar zu leben“;* Kreuz-Verlag

Laun, Andreas: *„Homosexualität“;* Franz-Sales-Verlag

Linde, R. M.: *„Die Ehe (Entwicklung zu zweit)“;* Eigenverlag/Linde Seminare, Am Mühlacker 1, D-35423 Lich; Tel.: 06404/664956

McLean, Penny: *„Das unsichtbare Dritte – Vom geheimnis menschlicher Energiefelder“;* Atlantis

Meves, Christa: *„1) Wer paßt zu wem 2) Ehe Alphabet“;* beide Herder Verlag

Pool, Robert: *„Eva's Rippe“* (Nicht gegeneinander, sondern miteinander!); Droemer Knaur Verlag

III.8.2. Kinder und Erziehung

Dreikurs, Rudolf: *„Kinder lernen aus den Folgen“;* Herder Verlag

Gaschke, Susanne: *„Die Erziehungskatastrophe“*

Kirschninck: *„Hilfe das Kind bringt mich zur Verzweiflung“;* Lier Verlag

Kyber, Manfred: *„Die 3 Lichter der kleinen Veronika“;* (Eine Kinderseele in dieser und jener Welt); Heyne Verlag

Meves, Christa: Ihre Bücher lege ich Ihnen, liebe Leser, besonders ans Herz. Leider sind einige ihrer über 80 Bücher vergriffen. Die immense Erfahrung dieser liebevollen Kinder und Erwachsenentherapeutin ist Lebens- und Orientierungshilfe, die richtungsweisend ist. Hier nur ein paar ihrer wichtigen Bücher:

Meves: ***Lebensrat***
- Die Bibel antwortet uns in Bildern
- Großeltern ABC
- Wunschtraum und Wirklichkeit
- Wahrheit befreit
- Ermutigung zur Freude
- Zeitloses Maß in maßloser Zeit
- Aber ich will dich verstehen
- Liebe und Aggression
- Weise uns Herr Deinen Weg

Meves: ***Erziehung***
- Problemkinder brauchen Hilfe!
- Schulnöte
- Eltern ABC
- Mut zum Erziehen
- Ein neues Vaterbild
- Was unsere Liebe vermag
- Kindgerechte Sexualerziehung
- Unsere Kinder wachsen heran

Postman, Neil: *„Keine Götter mehr – Das Ende der Erziehung";* Berlin Verlag

Verny, Dr. med Thomas / John Kelly: *„Das Seelenleben des Ungeborenen";* Ullstein

Wild, Rebeca: *„Erziehung zum Sein";* Arbor Verlag

III.8.3. Verschiedenes

Aivanhov, Omraam, Mikkaël: *„Die wahre Lehre Christi";* Prosveta Verlag

Archiati, Pietro: *„Jahrtausendwende, Menschheit wohin? – Die Zeichen der Zeit als Herausforderung der Freiheit";* Verlag Freies Geistesleben

Archiati, Pietro: *„Freiheit, Sinn des Schicksals";* DreiEinsVerlag, Bielefeld

Bibel: *„Bergpredigt und Johannes-Evangelium"*

Dam, Willem C. van: *„Seelsorge in der Kraft des Geistes";* Verlag Ernst Franz, Metzingen

Daskalos: *Parabeln „Deutung der Gleichnisse Jesu";* Knaur Verlag

Daskalos (K. C. Markides): *„Der Magus von Strovolos";* Knaur Verlag

Dürkheim, Graf: *„Meditationsbuch"*

Franchezzo: *„Ein Wanderer im Lande der Geister";* Turm Verlag; Bietigheim

Goleman, Daniel: *„EQ (Emotional Quotient)";* Hanser Verlag

Hacheney, Wilfried: *„Der Weg – vom Geschöpf zum Schöpfer";* Michaels Verlag

Hiltscher, Gottfried: *„Energie für das 3. Jahrtausend (über vernachlässigte oder sollten wir sagen, vom Establishment nicht gewollte Erfindungen?)";* VAP Verlag; Wiesbaden

Jampolsky, Gerald G.: *„Die Kunst zu vergeben";* Goldmann

Jampolsky, Gerald G.: *„Lieben heißt, die Angst verlieren";* Goldmann

Matthews, Andrew: *„So geht's Dir gut. Verlag für angewandte Kinesiologie.";* Freiburg

Milton, Richard: *„Verbotene Wissenschaften";* Verlag 2001

Mulford, Prentice: *„- Meisterschaft des Lebens";* Heyne Verlag

Mulford, Prentice: *„- Unfug des Lebens und des Sterbens";* Heyne Verlag

Pearce, Joseph Chiltan: *„Der nächste Schritt der Menschheit (Die Entfaltung des menschlichen Potentials aus neurobiologischer Sicht)*"; Arbor Verlag

Peck, M. Scott: *„Der wunderbare Weg";* Goldmann

Plichta, Peter: *„Gottes geheime Formel";* Langen Müller Verlag

Rambeck, Bernhard: *„Mythos Tierversuch";* Verlag 2001

Seymour, Joh: *„Wir ziehen hinaus aufs Land";* Ehrenwirth-Verlag

Sheldrake, Rupert: *„Sieben Experimente, die die Welt verändern könnten";* Scherz-Verlag

Stelzner, Michael: *„Die Weltformel der Unsterblichkeit (Vom Sinn der Zahlen)";* Verlag für außergewöhnliche Publikationen(VAP) Wiesbaden

Thoma, Erwin: *„... dich sah ich wachsen – Über das uralte und das neue Leben mit Holz, Wald und Mond";* Edition Grüne Erde, Steggasse 21, A-5600 St. Johann/Pg.

Wedenmeyer, Inge von: *„Zurück zur Natur – Gesünder Leben, aber wie?";* Ewert Verlag

Wild, Hermann: *„Technologien von gestern: Chancen für Morgen – Neue Erkenntnisse aus archäologischen und esoterischen Quellen";* Jupiter-Verlag, Bern

III.9. Mensch und Tod

Gutjahr, Jung: *„Sterben auf Bestellung – Fakten zur Organentnahme“;* emu-Verlag

Lindenberg, Wladimir: *„Über die Schwelle – Gedanken über die letzten Dinge“;* Ernst Reinhardt Verlag, München

Nuland, Sherwin B.: *„Wie wir sterben – Ein Ende in Würde“;* Kindler

Purucker, Gottfried von: *„Tod – Was kommt danach“;* (Transplantationsmedizin, nein danke). Verlag Esoterische Philosophie

Ritchi, George: *„Rückkehr von Morgen“;* Larmann-Verlag

III.10. Angst

Mohr, Dr. med Klaus: *„Auflösung der Angst (Wege zur seelischen Ökologie)“;* Bircher-Benner Verlag

Riemann, Fritz: *„Grundformen der Angst“;* Ernst Reinhardt Verlag

III.11. Praxisbücher

Bücher die praktische Anleitung geben, z. B. über: Schreinern, Schlosserei, Hausbau, Weben, Nähen, Landwirtschaft, Pflanzen usw. werden für uns wieder sehr wichtig werden! Aus der alternativen Szene kommen wiederentdeckte Informationen über alte und bewährte Techniken. Vereinzelt auch Bücher erhältlich. Ansonsten gibt es Bücher für die Entwicklungsländer (angepaßte Technologie) zu kaufen (meist nur in Englisch → Fachwörterbuch ist nötig).

Erhältlich bei:

1) für BRD: Deutsche Gesellschaft für technische Zusammenarbeit, Postfach 5180, D-65760 Eschborn

2) für Schweiz: SKAT, Varnbüelstr. 14, CH-9000 St. Gallen → mit großem Buchladen.

Ein Buch daß viel zusammenfaßt, ein Universalwerk ist das „Village Technology Handbook“von VITA, 3706 Rhode Island Avenue Mount Rainier, Maryland 20822 USA. In diesem Buch wird fast alles beschrieben, von Landwirtschaft, Wasserproblematik, über Hausbau (Tropen), Ausrüstung (Haus), Handwerk u. v. m.

Gute Nachricht aus den letzten vierundzwanzig Stunden

Der Planet dreht sich weiterhin wie bisher um die eigene Achse,
folglich ist die Sonne überall auf der Welt aufgegangen.
Milliarden Vögel haben gesungen,
und eine unendliche Anzahl Blumen hat geblüht.
Die Erde wurde mit 340.000 ganz neuen,
süßen Menschenkindern gesegnet.
In jeder Minute wurden auf unserem Planeten intelligente,
liebevolle und sehr mutige Taten ausgeführt.
Millionen Menschen haben es abgelehnt,
etwas Böses zu sagen oder zu tun.
Hunderttausende neuer wirklich guter Ideen wurden geboren.
Millionen Menschen haben gelacht, haben etwas Neues gelernt, waren
einander zärtlich zugetan, lieben das Leben und gehen hoffnungsvoll und
mutig in die Zukunft!

Quellenverzeichnis

(1) „Die Weisheit der Indianer“ – Scherz Verlag
(2) Prof. Kurt Singer: „Zivilcourage wagen – Wie man lernt sich einzumischen“, Piper Verlag
(3) Dr. med. Klaus Mohr: „Vom Tod zum Leben“, Reformrundschau 11/96
(4) Anton Latz: „Bewußt leben – Bewußt sterben“, vergriffen, Eurika Verlag

E. Informationen

... für jeden etwas

MENSCH
&
LEBENSQUALITÄT

Gesundheit kann sich nur in dem Maße halten oder entstehen, wie unser Organismus eine qualitativ ausreichende und hochwertige Versorgung bekommt. Nur so ist Regeneration und Stabilisierung unseres Immunsystems zu gewährleisten.
Körperliche Frische und geistige Beweglichkeit werden gefördert durch Achtsamkeit bezüglich folgender Punkte:

Wasser: Es ist nach der Luft unser wichtigstes Lebensmittel. Seine Lebendigkeit und physikalische Beschaffenheit sind entscheident wie gut der Mensch entschlacken/entgiften kann. Das Immunsystem braucht jede Unterstützung.

Schlaf: Zur Erholung des Organismus ist Schlaf unabdingbar. Wie tief und entspannend wir schlafen, ist vor allem abhängig worin und worauf wir schlafen.

Rücken: Die Wirbelsäule hält uns aufrecht, trägt die Lasten. Durch Fehl- und Überbelastung kann die Lebensenergie blockiert werden. Aber nur der freie Energiefluß ermöglicht, daß auch andere Störungen wieder ins Lot kommen.

Nahrungsergänzung: Es ist nicht wichtig, daß wir viel essen, sondern gehaltvoll. Mangelzustände müssen rasch ausgeglichen werden, damit der Körper seine Selbstheilungskräfte wieder entfalten kann.

Energetische Hausentstörung: Vom Elektrosmog bis zur Wasserader können Sie und Ihr Umfeld beeinflußt sein. Klärung und Abhilfe sind bei allgemeiner Therapieresistenz wichtig.

Lebensberatung/Seminare: Forum für Lebensordnung.
(Privat und Firmen)

Die aussagekräftigen Unterlagen erhalten Sie für eine Schutzgebühr von 5,- EURO (incl. Porto) in bar oder Briefmarken, bei:

Hans-Ullrich Müller
1 x 1 der Vorsorge
Postfach 1332
82142 Planegg

IMPFEN? *NEIN DANKE?*

Kritische Impfauklärung für Eltern
Denkanstöße und Entscheidungshilfen
Eine Kritische Darstellung der Impfproblematik.

Liebe Eltern

Der Vereinszweck von **AEGIS** (griech. Schutzschild) ist es, breite Bevölkerungsschichten, insbesondere Eltern von kleinen Kindern, über die Gefahren der Impfungen zu informieren. Wir von **AEGIS** leisten unsere Arbeit ehrenamtlich.
Die wichtigste Aufgabe, welche wir uns als Verein gesetzt haben, ist die gezielte Aufklärung über Impfungen, ihre Gefährlichkeit und Wirkungslosigkeit. Deshalb bieten wir **Vorträge** an. Die Vorträge richten sich in erster Linie an Eltern mit jungen Kindern, Ärzte und Menschen aus dem Gesundheits- und Erziehungwesen. Je nach Zielgruppe ist der Inhalt des Vortrages entsprechend angepaßt. Rufen Sie uns bitte an, wenn Sie einen Vortrag in Ihrer Nähe wünschen.

AEGIS

Aktives **E**igenes **G**esundes **I**mmun-**S**ystem
Alle **E**ltern **G**egen **I**mpf-**S**chäden
kritische Impfaufklärung für Eltern
Tel.: 0041/41/2502474; Fax: 0041/41/2502363
Internet: www.aegis-schweiz.ch
E-Mail: info@aegis-schweiz.ch

AEGIS Österreich, Franziska Loibner, A-8563 Ligist 89
Tel.: 0043/3143/29733; Fax: 0043/3143/29734
E-Mail: franziska@loibner.net
AEGIS Bayern, Postfach 1205, 85066 Eichstätt
AEGIS Südtirol, Postfach 45, I-39045 Klausen

Bücher dazu: *(Im Buchhandel oder bei AEGIS)*

„Rund um's Impfen" von Anita Petek-Dimmer und Julia Emmenecker
„Klassische Homöopathie für die junge Familie" von Joachim-F. Grätz
BAND I und BAND II

Info-Faltblatt und Buchkatalog zum Impf-Thema
kostenlos bei AEGIS

FRIEDENSKOMITEE 2000

Was ist die Deutschland-Bewegung?

Seit Mitte der neunziger Jahre entwickelt sich aus dem patriotischen Teil der alten Friedensbewegung eine neue Bewegung: die Deutschland-Bewegung. Auch diesmal geht es um den Frieden, aber vor allem um den inneren Frieden. Fast alle Kriege in der Welt sind Bürgerkriege. Überall, wo unterschiedliche Völker und Religionen in einem Staat zusammenleben sollen, eskaliert die Gewalt. Wenn Zuwanderer nicht mehr integriert werden können, leidet die Lebensqualität und die Demokratie.

Immer mehr Menschen streben in der Deutschland-Bewegung nach einem Land, das tolerant und freiheitlich und ein Land der Deutschen bleiben soll. Vor allem junge Menschen fühlen sich dieser neuen Bewegung zugehörig, die in der Heimat, in der Familie und in der freiheitlichen deutschen Tradition vernachlässigte oder sogar bekämpfte Werte sehen, die durch persönlichen Einsatz bewahrt werden und weiterentwickelt werden müssen.

Veränderung nur von unten

Der Deutschland-Bewegung liegt die Erkenntnis zugrunde, daß alle wirklichen Veränderungen von Ideen ausgehen und von unten wachsen müssen. Sie ist also basisdemokratisch und unterscheidet sich schon dadurch von einer Partei. In der überparteilichen Deutschland-Bewegung sind auch Menschen aktiv, die Mitglieder von Parteien sind. Auch sie verstehen sich als Pioniere des neuen Denkens, das die gängige Diffamierung alles Nationalen mit der Liebe zum eigenen Land und zur eigenen Kultur beantwortet. Sie haben begriffen, daß die elementaren Fragen des Politischen wenig mit Rechts und Links zu tun haben, aber sehr viel mit Identität und Selbstbestimmung. Jedem dem die Zukunft unseres Landes nicht gleichgültig ist, sollte sich anschließen.

Wie kann man sich beteiligen?

Die Deutschland-Bewegung ist kein Verein, dem man beitreten kann. Es handelt sich vielmehr um eine schnell wachsende ideelle Einheit, der sich **jede Organisation** aber auch **jeder einzelne zugehörig fühlen kann.** Die Gemeinsamkeit entwikkelt sich durch gemeinsame politische Aktionen. Das Friedenskomitee (Postfach 1308, 82303 Starnberg) gibt Publikationen heraus, mit denen die Arbeit in der Deutschland-Bewegung unterstützt und gestärkt werden soll. Es wird ein flächendeckendes Netz von Regionalbeauftragten aufgebaut, das der Zusammenarbeit aller patriotischen Kräfte dient.

Schreiben Sie an: Dr. Alfred Mechtersheimer
Postfach 1308; 82303 Starnberg
Fax und Faxabruf: 08151/78212
Info-Tel.: 08151/277852

Deutschland-Bewegung im Internet:
www.deutschland-bewegung.de; www.d-a-o.de; E-Post: FKomitee@aol.com